DESVENDANDO A FÍSICA DO CORPO HUMANO: BIOMECÂNICA

DESVENDANDO A FÍSICA DO CORPO HUMANO: BIOMECÂNICA

Emico Okuno
Luciano Fratin

2ª edição

Manole

Copyright © 2017 Editora Manole Ltda., por meio de contrato com os autores.

Editor gestor: Walter Luiz Coutinho
Editora: Cristiana Gonzaga S. Corrêa
Produção editorial: Vanessa Pimentel
Capa: Daniel Justi
Projeto gráfico: Rafael Zemantauskas
Diagramação: Sopros Design
Ilustrações: Renato Fratin

Dados Internacionais de Catalogação na Publicação (CIP)
(Câmara Brasileira do Livro, SP, Brasil)

Okuno, Emico
Desvendando a física do corpo humano: biomecânica/Emico Okuno, Luciano Fratin. –
2. ed. – Barueri, SP: Manole, 2017.

Bibliografia.
ISBN 978-85-204-4797-0

1. Biomecânica 2. Corpo humano 3. Mecânica humana
4. Movimento I. Fratin, Luciano. II. Título.

16-07285 CDD-612.76

Índices para catálogo sistemático:
11. Corpo humano: Bases biomecânicas:
Fisiologia humana: Ciências exatas
612.76

Todos os direitos reservados.
Nenhuma parte deste livro poderá ser reproduzida, por
qualquer processo, sem a permissão expressa dos editores.
É proibida a reprodução por xerox.

A Editora Manole é filiada à ABDR – Associação Brasileira de Direitos Reprográficos.

1ª edição – 2003
2ª edição – 2017

Direitos adquiridos pela:
Editora Manole Ltda.
Avenida Ceci, 672 – Tamboré
06460-120 – Barueri – SP – Brasil
Tel.: (11) 4196-6000 – Fax: (11) 4196-6021
www.manole.com.br
info@manole.com.br

Impresso no Brasil
Printed in Brazil

Este livro contempla as regras do Acordo Ortográfico da Língua Portuguesa de 1990, que entrou em vigor
no Brasil em 2009.

São de responsabilidade dos autores as informações contidas nesta obra.

AUTORES

EMICO OKUNO

Doutora em Física pelo Instituto de Física da Universidade de São Paulo (USP) e docente desse instituto desde 1960, sendo atualmente Professora Sênior. Realiza pesquisa em Dosimetria das Radiações. É coautora dos livros-texto *Física para Ciências Biológicas e Biomédicas, Física das Radiações, Radiação Ultravioleta: características e efeitos*, e *Física do Futebol*, que foi traduzido para o italiano – *La Fisica del Calcio*, e autora de *Radiação: Efeitos, Riscos e Benefícios*.

LUCIANO FRATIN

Doutor em Física pelo Instituto de Física da USP. Professor Titular da Faculdade de Engenharia da Fundação Armando Álvares Penteado (FAAP), onde também atuou nos cursos de Desenho Industrial e Arquitetura. Foi professor do curso de Engenharia de Telecomunicação da Universidade São Marcos, onde também exerceu a coordenação dos cursos de Matemática (Licenciatura) e Ciências Biológicas (bacharelado e licenciatura). Além de atuar no Ensino Superior desde 1993, atuou no ensino médio como professor de Física por 11 anos e como coordenador da área de Física por 5 anos.

SUMÁRIO

APRESENTAÇÃO IX

PREFÁCIO À 1ª EDIÇÃO...XI

PREFÁCIO À 2ª EDIÇÃO...XIII

FORÇAS 15

TORQUES 39

CENTRO DE GRAVIDADE 57

ROTAÇÕES 83

MÁQUINAS SIMPLES 105

FORÇA MUSCULAR 129

OSSOS 149

ANALISE DIMENSIONAL E MUDANÇA DE ESCALA 175

ATIVIDADES PRÁTICAS..195

BIBLIOGRAFIA 217

ÍNDICE REMISSIVO 221

APRESENTAÇÃO

Que alegria ver a segunda edição do livro da professora Emico e do professor Luciano. Se já era um orgulho tê-los nas minhas aulas de ioga no Centro de Práticas Esportivas da Universidade São Paulo (CEPEUSP), muito mais orgulhoso eu fico em aparecer de "carona" nesta apresentação.

Quando os convidei para me ajudarem com os conceitos de biomecânica no curso de especialização em ioga, nunca imaginei que isso poderia motivar a produção deste belíssimo livro. Todos os conceitos aqui apresentados são de grande ajuda para aqueles que trabalham com o seu corpo e com o dos outros. Não há dúvidas sobre a importância da aplicação da biomecânica em todas as atividades da educação física, para que sejam aplicadas de maneira mais segura e eficiente, destacando-se ainda o desenvolvimento da consciência durante a aplicação dos movimentos, que é tão importante em uma prática de ioga.

Por serem praticantes e teóricos, ou seja, por praticarem com o corpo e conhecerem profundamente os elementos da Física, é que os autores deste livro conseguiram ressaltar o caráter aplicado da biomecânica, tornando esta leitura acessível a todos, mesmo àqueles que não transitam pelo universo das ciências exatas. Seus conteúdos nos levam a pensar melhor em como utilizamos o nosso corpo e de que modo podemos aperfeiçoar nossos movimentos, desenvolvendo um conceito de respeito e cuidado a si mesmo.

Há quem diga que o iogue é um cientista e que seu corpo é seu laboratório. A única diferença é que o resultado de suas pesquisas não criam interesse de publicação em revistas indexadas e livros. Por sorte, os autores decidiram não guardar para si toda a experiência adquirida em tantos anos de prática de exercícios e de estudo da Física.

Parabéns!

Marcos Rojo Rodrigues
Professor de ioga do CEPEUSP

PREFÁCIO À 1ª EDIÇÃO

A ideia de escrever este livro vem de longa data. A primeira oportunidade concreta surgiu em 1999, quando nosso professor de ioga, Marcos Rojo, nos convidou para dar aulas de Física aos alunos do Curso de Especialização em Ioga. Os alunos provinham das mais diferentes áreas, desde jornalismo, passando por medicina, arquitetura e educação física. Havíamos preparado dez encontros com a intenção de tratar um tópico de Física a cada um deles, e escrevemos uma apostila para que os alunos pudessem acompanhar as aulas. A cada encontro apresentamos uma parte teórica que era acompanhada de uma atividade prática realizada com material simples em aula. Essas aulas serviram para calibrarmos o nível e a linguagem a ser usada: correta cientificamente, sem jargões e de fácil entendimento para os não físicos. Passar depois da apostila para livro foi um processo bastante longo.

Partimos da premissa de que o corpo humano é um laboratório que todos temos e que nos acompanha onde quer que vamos. Assim, cada pessoa pode testar os conceitos da Mecânica Clássica, aqui abordados, em seu próprio corpo. Além disso, optamos por apresentar os conceitos de maneira objetiva e com formalismo matemático adequado a um leitor que tenha escolaridade correspondente ao ensino médio.

Este livro foi elaborado para ser utilizado por estudantes de graduação em fisioterapia, educação física e por demais cursos que tenham biomecânica em suas grades curriculares. Professores do ensino médio também podem utilizá-lo de maneira alternativa ou como material complementar.

A linguagem matemática utilizada na Física sempre foi responsabilizada pela dificuldade que os estudantes encontram em seus estudos. Por isso, neste livro, todo conceito apresentado é seguido de exemplos explicativos e, na sequência, são propostos exercícios de aplicação e fixação.

O conteúdo do livro foi organizado em nove capítulos de maneira a permitir uma evolução conceitual por parte do aluno. Vamos começar pelo último, o Capítulo 9 de aplicações práticas com experimentos simples relacionados com os conceitos abordados em cada capítulo que podem ser executados com materiais facilmente encontrados. Ele não deve ser deixado para o fim, mas, ao contrário, recomendamos seu uso ao término de ou concomitante a cada tópico abordado.

O Capítulo 1 define a grandeza vetorial força e os procedimentos necessários para a realização de operações fundamentais com essa grandeza e apresentamos alguns tipos de forças. O Capítulo 2 introduz o conceito de torque ou momento de força que, diferentemente do conceito de força, é geralmente novo para o aluno. Tal conceito permite estabelecer as condições de equilíbrio de um corpo. Nesse capítulo, o estudante começa a vislumbrar conceitos novos, que ele não elaborou no ensino médio. O torque da força peso é abordado no Capítulo 3, destinado ao estudo de centro de gravidade, como determiná-lo e da estabilidade do corpo humano, importante para os praticantes de ioga, dançarinos e bailarinos, e praticantes de diversas modalidades esportivas. O Capítulo 4 complementa o estudo das rotações introduzindo conceitos novos como o momento de inércia, raio de giração e momento angular. Aqui o leitor passa a compreender inúmeras manobras executadas por ginastas e acrobatas. Os fisioterapeutas foram contemplados com as máquinas simples no Capítulo 5: alavancas, roldanas e polias usadas em tratamentos. No Capítulo 6 determinam-se as forças musculares associadas às dores causadas na coluna vertebral por posturas incorretas, mostrando quantitativamente como diminuir a intensidade delas com a correção da postura. O Capítulo 7 discute as propriedades elásticas dos ossos, tensão e deformação, pressão nas vértebras e fratura de ossos nas colisões.

Assim, acreditamos que este livro possa ser útil e auxiliar a desvendar a Física do corpo humano que é importante para fisioterapeutas, praticantes de esporte em geral, estudantes de ciências da vida de uma forma mais ampla e para não-físicos, curiosos e interessados em aprender. Também gostaríamos de recomendá-lo aos professores do ensino médio para utilizar exemplos do livro que podem motivar alunos a perceberem a importância da Física e passarem a gostar dela, e quem sabe, amá-la.

Gostaríamos de agradecer a colegas que são muitos e que nos incentivaram e aos alunos que serviram de "cobaias". Não poderíamos deixar de citar nominalmente nosso querido professor de ioga, Marcos Rojo, responsável pela deflagração do processo, e o Professor John Cameron, da Universidade de Wisconsin, que mesmo de longe deu todo o apoio através de correio eletrônico. Somos gratos também a Daniela Manole Pimentel Mendes e equipe da Editora Manole pelo empenho e dedicação em editar este livro com a máxima perfeição. Finalmente, nosso muito obrigado a nossos familiares pelo carinho e compreensão.

Emico Okuno
Instituto de Física da Universidade de São Paulo

Luciano Fratin
Universidade São Marcos
Fundação Armando Álvares Penteado

PREFÁCIO À 2ª EDIÇÃO

A presente obra é a segunda edição do livro *Desvendando a Física do corpo humano: Biomecânica*, atualizada, com mais questões propostas para o leitor desvendar e acrescida de um capítulo novo – Análise dimensional e mudança de escala. Procuramos, com ele, tratar de maneira introdutória, porém rigorosa, um conteúdo pouco abordado nos cursos de física básica. Nele, discutimos como as leis físicas são construídas a partir de grandezas físicas fundamentais que se relacionam de maneira apropriada. Abordamos, ainda, o Sistema Internacional de Unidades e salientamos que, em uma mudança de escala, deve-se buscar a chamada semelhança física entre modelo e protótipo. Nesta edição, contamos com Renato Fratin, designer gráfico e ilustrador, que reelaborou todas as figuras.

A primeira edição deste livro foi publicada em 2003, cujo prefácio continua válido em todos os aspectos. A obra foi também publicada em inglês, com o título de *Biomechanics of the Human Body*, pela Springer, em 2013, que, inclusive, oferece uma versão em forma digital (*e-book*), com todas as figuras produzidas por Renato Fratin.

Agradecemos ao Renato, pelo primor na criação de desenhos, e à equipe da Editora Manole, representada pela Daniela Manole, pela eficiência e esmero na produção da obra.

Emico Okuno
Profª. Sênior do Instituto de Física da Universidade de São Paulo (USP)

Luciano Fratin
Prof. Dr. da Faculdade de Engenharia da Fundação Armando Álvares Penteado (FAAP)

FORÇAS

Os músculos do corpo humano, ao exercerem forças, podem colocar um objeto em movimento ou mesmo alterar seu estado de movimento. Além disso, as forças também causam deformações de corpos, muitas vezes invisíveis a olho nu. Forças de muitos tipos controlam todos os movimentos do universo.

OBJETIVOS

- Conceituar força
- Representar vetores força, utilizando uma determinada escala e especificando intensidade, direção e sentido
- Realizar operações com grandezas vetoriais, determinando forças resultantes
- Conceituar pressão exercida por uma força

CONCEITO DE FORÇA

O conceito de força está comumente associado a um empurrão (compressão) ou a um puxão (tração), como se pode ver na Figura 1.1. Essas forças podem produzir, parar ou modificar o movimento dos corpos. As forças podem também causar deformações. Elas são sempre aplicadas por um corpo sobre outro corpo.

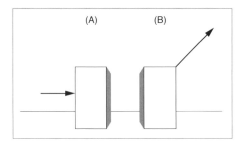

FIGURA 1.1 (A) Uma força de pequena intensidade empurra um objeto horizontalmente para a direita. (B) Uma força de grande intensidade puxa um objeto para a direita. Ela faz um ângulo ao redor de 45° com a horizontal. Ambas as forças são aplicadas, por exemplo, pela mão de uma pessoa.

Um empurrão em um corpo (p.ex., um brinquedo), decorrente de um esforço muscular, produz um deslocamento que tem a direção e o sentido desse empurrão. Um puxão na mesma direção deve inverter o sentido do movimento. Assim, associam-se a uma força, além da intensidade, também chamada de módulo de uma força, uma direção e um sentido, que juntos caracterizam uma grandeza vetorial. A força é medida em newtons no Sistema Internacional (SI) e é representada pelo símbolo N. Os tipos de força considerados na Figura 1.1 denominam-se *forças de contato*, uma vez que colocam dois corpos em contato, como diz o próprio nome. As forças exercidas por gases nas paredes de seus recipientes, assim como aquelas exercidas pelos nossos pés no chão quando estamos em pé, também são consideradas forças de contato.

Devem-se ainda distinguir as *forças de ação a distância* (gravidade, elétrica e magnética) ilustradas na Figura 1.2. Nesses casos, o corpo que exerce a força não está em contato com o corpo sobre o qual age, e a força é chamada de *força de campo*. São exemplos dessa categoria as forças gravitacionais, as elétricas e as magnéticas.

Neste capítulo, trataremos de três diferentes tipos de forças: gravitacional, muscular e atrito. As ações exercidas por essas forças acarretam compressão articular, tração articular e pressões ou tensões (força por unidade de área) sobre os tecidos do corpo.

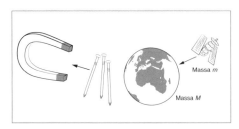

FIGURA 1.2 Um ímã atrai um objeto de ferro e um corpo de massa *M* atrai outro de massa *m* com força de ação a distância, diferentemente das forças de contato aplicadas quando os corpos estão em contato, como mostradas na Figura 1.1.

EXERCÍCIO 1.1

Pesquise e descreva as leis de força para a interação entre cargas elétricas (lei de Coulomb) e para a atração gravitacional entre corpos (gravitação universal de Newton). Especifique as propriedades da matéria que dão origem a tais forças. Discuta como é a relação entre a intensidade de ambas as forças e a distância entre os corpos e porque, no primeiro caso, as forças podem ser de atração e de repulsão, enquanto, no segundo, há apenas a força de atração.

REPRESENTAÇÃO DE FORÇAS: DIAGRAMA DE FORÇAS

Os vetores força ($\vec{F}$ ou em negrito como $\boldsymbol{F}$) podem ser representados tanto gráfica como matematicamente. Graficamente, os vetores são representados por uma seta cuja haste determina a linha de ação da força e seu tamanho, chamado módulo, obedece a uma escala e indica a intensidade da força. A ponta da seta determina o sentido e a cauda (origem) especifica o ponto de aplicação da força. Na Figura 1.3, há três vetores força com módulo (comprimento = intensidade), direção e sentido específicos. Para módulo, não se usa negrito. Portanto, o módulo do vetor força $\boldsymbol{F}$ é representado por F.

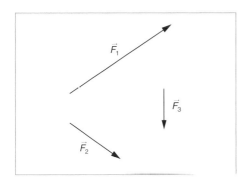

FIGURA 1.3 Três vetores com intensidade, direção e sentido específicos.

Um sistema de coordenadas pode ser utilizado para a representação de um sistema de forças. No caso das coordenadas retangulares representadas na Figura 1.4, as forças podem ser descritas por suas projeções em cada eixo, que, dirigidas para cima e para a direita recebem um sinal positivo (+) e as dirigidas para baixo e para a esquerda recebem um sinal negativo (-). As seguintes relações trigonométricas também se aplicam: tg $\theta = F_y/F_x$, sen $\theta = F_y/F$ e cos $\theta = F_x/F$. O módulo F pode ser obtido efetuando-se a soma vetorial, com a aplicação do teorema de Pitágoras: $F = (F_x^2 + F_y^2)^{1/2}$.

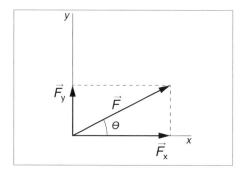

FIGURA 1.4 Vetor força **F** representado pelas componentes F_x e F_y.

FORÇA RESULTANTE

Quando duas ou mais forças agem em um corpo, é possível determinar uma força capaz de produzir o mesmo efeito que todas as forças atuando juntas, chamada *força resultante*. Para isso, deve-se saber operar com grandezas vetoriais. Valem algumas observações:

- existe o vetor oposto: $-\vec{F}$ *é o vetor oposto de* $\vec{F}$, com mesmo módulo (intensidade ou tamanho), mesma direção e sentido contrário;
- a multiplicação de um vetor $\vec{F}$ por um número real *n* é um vetor $\vec{T}$, sendo $\vec{T}=n\vec{F}$, de módulo $T = nF$, com mesma direção de $\vec{F}$ e sentido que depende do sinal de *n*, isto é: se *n* for positivo, $\vec{T}$ terá o mesmo sentido de $\vec{F}$, e o sentido será oposto, se *n* for negativo;
- vale a propriedade associativa: $(\vec{F}_1 + \vec{F}_2) + \vec{F}_3 = \vec{F}_1 + (\vec{F}_2 + \vec{F}_3)$;
- vale a propriedade comutativa: $\vec{F}_1 + \vec{F}_2 = \vec{F}_2 + \vec{F}_1$;
- um vetor pode ser projetado em uma determinada direção utilizando-se as relações seno e cosseno do triângulo retângulo.

ADIÇÃO DE VETORES

Na adição de vetores, podem-se usar quatro regras ou métodos.

Regra do polígono

Inicialmente, transporta-se um dos vetores, mantendo seu módulo, direção e sentido. O transporte do vetor seguinte é feito de modo que sua origem coincida com a extremidade do anterior. O vetor soma, também chamado vetor resultante, será a seta cuja origem coincide com a origem do primeiro vetor transportado e cuja ponta coincide com a extremidade (ponta) do último vetor considerado, como se pode ver na Figura 1.5. O módulo pode ser obtido graficamente, considerando-se a escala empregada. Esse método pode ser aplicado a qualquer número de vetores. Basta ir acrescentando o vetor seguinte de modo que a origem dele coincida com a extremidade do anterior (Figura 1.6).

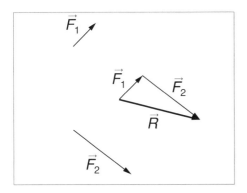

FIGURA 1.5 Soma dos vetores **F**₁ e **F**₂ que dá a resultante **R** pelo método do polígono.

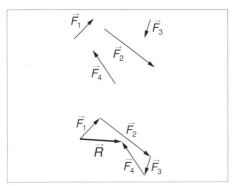

FIGURA 1.6 Soma dos vetores **F**₁, **F**₂, **F**₃ e **F**₄ que dá a resultante **R** pelo método do polígono. Note que a resultante agora tem módulo menor do que o da Figura 1.5.

Regra do paralelogramo

Inicialmente, transportam-se os vetores, mantendo seus módulos, direções e sentidos, de modo que suas origens coincidam. Em seguida, traçamos, a partir da extremidade de cada vetor, segmentos de reta paralelos ao outro vetor, formando um paralelogramo. O vetor soma será a seta cuja cauda coincide com a origem dos vetores e cuja ponta coincide com o cruzamento dos segmentos paralelos traçados (Figura 1.7).

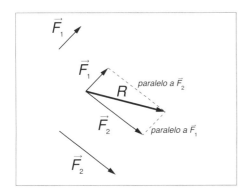

FIGURA 1.7 Soma das forças **F**₁ e **F**₂ que dá a resultante **R** pelo método do paralelogramo.

Método das componentes

Neste método, os vetores são representados em um sistema de coordenadas retangulares e descritos como a soma das componentes (projeções) nas direções *x* e *y*. O vetor soma resultante dos vários vetores corresponderá a um vetor cuja componente *x* é a soma algébrica das componentes *x* de cada vetor e cuja componente *y* é a soma algébrica das componentes *y* de cada vetor. O módulo do vetor soma pode ser obtido pela aplicação do teorema de Pitágoras. Esse método é mostrado na Figura 1.8, na qual são somadas as forças $\vec{F}_1$ e $\vec{F}_2$.

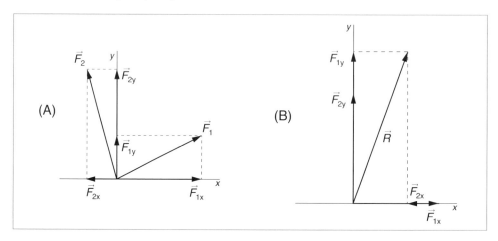

FIGURA 1.8 (A) Soma dos vetores $\vec{F}_1$ e $\vec{F}_2$ decompostos, respectivamente, em $\vec{F}_{1x}$, $\vec{F}_{1y}$ e $\vec{F}_{2x}$, $\vec{F}_{2y}$ pelo método das componentes. (B) Soma algébrica de $\vec{F}_{1x}$ com $\vec{F}_{2x}$ e $\vec{F}_{1y}$ com $\vec{F}_{2y}$ para obter a resultante **R**.

Método algébrico

O módulo do vetor soma pode também ser calculado a partir da lei dos cossenos aplicada ao triângulo formado pelas forças $\vec{F}_1$, $\vec{F}_2$ e **R**, representadas na Figura 1.9.

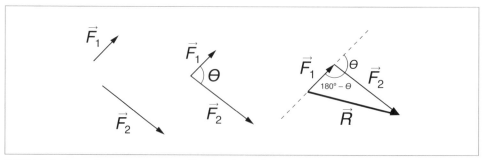

FIGURA 1.9 Soma de vetores com a aplicação da lei dos cossenos.

$$R = \sqrt{F_1^2 + F_2^2 + 2F_1F_2 \cos \theta} \qquad (1.1)$$

F_1 e F_2 são, respectivamente, os módulos das forças $\boldsymbol{F}_1$ e $\boldsymbol{F}_2$ e θ é o ângulo entre as forças $\boldsymbol{F}_1$ e $\boldsymbol{F}_2$.

EXEMPLO 1.1

A figura mostra uma maneira de tracionar a perna. Sabendo-se que a intensidade da força $\boldsymbol{F}_1$ é igual à do peso $\boldsymbol{P}$ do objeto pendurado, que é igual a 45 N, obtenha a resultante:
a) Pelo método do paralelogramo.
b) Por meio do cálculo, aplicando as leis da trigonometria, considerando que o ângulo entre as forças vale 50°.
    a) Começamos escolhendo uma escala, como se vê na figura a seguir.

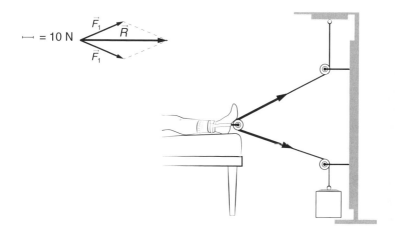

A resultante foi obtida pela regra do paralelogramo. Aplicando o fator de escala em $\boldsymbol{R}$, obtemos para a intensidade R o valor de 80 N. A direção e o sentido da resultante estão evidenciados na figura.
  b) Se o ângulo entre as forças vale 50° e cos 50° = 0,643:

$R = [(45 \text{ N})^2 + (45 \text{ N})^2 + 2(45 \text{ N})(45 \text{ N}) \, 0{,}643)]^{1/2}$
$R = 82 \text{ N}$

Observação: a precisão do método gráfico é razoável. Ela pode ser melhorada se o desenho for feito em tamanho maior, de modo a aumentar a precisão.

EXERCÍCIO 1.2

Considere que, no Exemplo 1.1, a perna é agora afastada, de modo que o ângulo entre as duas forças seja de 30°, mantendo-se, entretanto, a relação $F_1 = P$.

- a) Avalie se, nesse caso, o valor da intensidade de R será maior ou menor do que a resposta do Exemplo 1.1.
- b) Determine o módulo de R.

LEIS DE NEWTON

Primeira lei de Newton (lei da inércia)

Um corpo manterá seu estado de movimento permanecendo em repouso ou em movimento retilíneo e uniforme, a menos que, sobre ele, atue uma força resultante não nula. Na verdade, essa lei implica duas situações de equilíbrio: uma de *equilíbrio estático* e outra de *equilíbrio dinâmico*. Em outras palavras, pode-se dizer que a soma de todas as forças aplicadas a um corpo em equilíbrio estático é igual a zero.

EXERCÍCIO 1.3

Uma força de tração de 60 N vertical, para cima, é aplicada sobre a cabeça de uma pessoa em pé. Considere que o peso da cabeça seja 45 N. Procure representar tal situação e determine a força resultante sobre a cabeça.

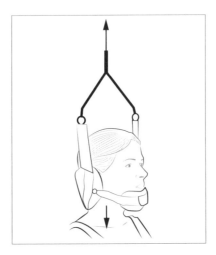

Segunda lei de Newton (massa e aceleração)

A ação de uma força resultante não nula sobre um corpo produz variação do vetor velocidade, ou seja, acarreta uma aceleração a. Esta, por sua vez, é proporcional à intensidade da força F resultante e inversamente proporcional à massa m do corpo, ou seja: $a = F/m$. Podemos então escrever que $F = ma$. A unidade de velocidade no SI é m/s e, como a aceleração é dada por $a = \Delta v/\Delta t$ (isto é, variação da velocidade Δv no intervalo de tempo Δt), sua unidade no SI é m/s². Portanto, a unidade de força é kg·m/s², que recebe o nome especial de newton (N) em homenagem ao pai da mecânica clássica, Isaac Newton (1642-1727).

EXERCÍCIO 1.4

Que força deve ser aplicada em um chute para que uma bola de 0,6 kg adquira uma aceleração de 40 m/s²?

Terceira lei de Newton (ação e reação)

Uma força é consequência da interação entre dois corpos. A terceira lei afirma que toda força de ação corresponde a uma força de reação de igual intensidade, de mesma direção e sentido oposto. Ação e reação atuam em corpos distintos. Nos exemplos da Figura 1.1, foram desenhadas as forças aplicadas sobre um bloco. As forças de reação a essas forças não foram desenhadas, mas são aquelas aplicadas pelo bloco sobre a mão que puxa ou empurra o bloco.

EXERCÍCIO 1.5

Na prática de salto em altura, um atleta exerce uma força de 3.000 N = 3 × 10³ N* = 3 kN contra o solo durante a impulsão. Qual é a força exercida pelo solo sobre o atleta? Qual é a natureza dessa força?

ALGUMAS FORÇAS ESPECÍFICAS

Força peso

O peso de um corpo ou de qualquer objeto é a força com que a Terra os atrai. É por esse motivo que um corpo sempre cai quando é abandonado a uma certa altura do solo. Essa força, também chamada *força gravitacional*, *força peso* ou simplesmente *peso*, é exercida sobre corpos sem que haja necessidade de contato entre os corpos e a Terra. Outros exemplos de força entre corpos que não precisam estar em contato são as *forças*

---

*Notação científica: números muito grandes ou muito pequenos podem ser escritos usando potências de 10: 175.000 = 1,75 × 10⁵ ou 0,00000175 = 1,75 × 10⁻⁶.

elétricas e as *forças magnéticas* (força de um ímã sobre objetos de determinados metais). A direção e o sentido da força peso são sempre apontados para o centro da Terra (Figura 1.10). O módulo da força peso **P** é então:

$$F = P = mg \tag{1.2}$$

A força e o peso são medidos em newton (N); m é a massa do corpo, medida em quilograma (kg), e g é a aceleração da gravidade, que vale aproximadamente $9,8 \text{ m/s}^2$ em qualquer ponto nas proximidades da superfície da Terra (isso porque, à medida que afastamos do planeta Terra, o valor de g diminui). Para facilitar, adotaremos neste livro a aceleração da gravidade como sendo 10 m/s^2. O peso de um corpo cuja massa é de 1 kg, em um local em que a aceleração da gravidade vale $9,8 \text{ m/s}^2$, é de 9,8 N, que é praticamente igual a 10 N. Com isso estamos fazendo uma aproximação de 2% para mais.

Na Lua, a aceleração da gravidade vale $1,6 \text{ m/s}^2$, motivo pelo qual o peso dos corpos lá é aproximadamente seis vezes menor que na Terra, embora a massa seja a mesma. Os astronautas que desceram na Lua se sentiram leves e ao caminhar parecia que estavam saltitando. Se a massa deles com a indumentária for de 100 kg, o peso na Terra seria de 1000 N, enquanto na Lua baixaria para 160 N.

A reação à força peso **P** (ação) exercida pela Terra sobre um corpo é a força que o corpo exerce sobre a Terra (força de reação **R**) e age no centro da Terra. Tem o mesmo módulo e a mesma direção que a força peso, porém seu sentido é contrário. A Figura 1.10 mostra as forças peso de dois corpos de massas diferentes e as respectivas forças de reação exercidas pelos corpos sobre a Terra.

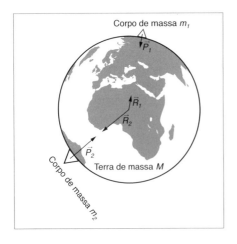

FIGURA 1.10 Dois corpos de massas diferentes, portanto com pesos diferentes e as respectivas forças de reação.

Força muscular

As posturas e os movimentos de animais são controlados por forças produzidas por músculos. Os cerca de 600 músculos do corpo humano são responsáveis por todos os movimentos do corpo, desde as sutis modificações na expressão facial, a movimentação da língua na fala, a circulação sanguínea e o batimento cardíaco. Sua função é a de contração.

O músculo é composto por um número muito grande de fibras, cujas células são capazes de se contraírem, quando estimuladas por impulsos nervosos que vêm do cérebro. Normalmente, o músculo é ligado a dois diferentes ossos por meio de tendões.

A força máxima que um músculo pode exercer depende da área da secção transversal (corte perpendicular) do músculo e é inerente da estrutura dos filamentos musculares. Essa força máxima, por unidade de área, varia de 30 a 40 N/cm^2 e independe do tamanho do animal, tendo, portanto, o mesmo valor para o músculo de um rato ou de um elefante. Ao microscópio, o músculo de um elefante é muito parecido com o de um rato, exceto pela quantidade de mitocôndrias, que é maior em animais menores.

EXEMPLO 1.2

A figura a seguir é a representação do músculo bíceps, dos ossos do braço e do antebraço imóvel, na horizontal (perpendicular ao braço) e com um objeto na mão. As forças que atuam no conjunto antebraço-mão estão esquematizadas. Encontre o módulo da força muscular exercida pelo bíceps a partir da soma de todas as forças, lembrando que, uma vez que o sistema está em equilíbrio, a resultante de todas as forças deve ser igual a zero. São conhecidos: o módulo do peso P (objeto + a mão) = 20 N, e o do peso A (antebraço) = 15 N. O módulo da força R, que é a força de reação do úmero contra a ulna, vale 20 N.

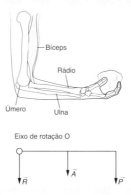

(continua)

Ao deslocar todas as forças para o mesmo lugar, nota-se que há três forças para baixo somando 55 N. Portanto, para equilibrar esta força, a força muscular exercida pelo bíceps deve ter intensidade de 55 N, na mesma direção, porém com sentido contrário, isto é, para cima.

Força de contato ou de reação ou força normal de contato

Considere um bloco em repouso sobre uma mesa, conforme a Figura 1.11. Esse é um exemplo de quais são as forças que agem sobre o corpo. Sobre o bloco, age a força peso **P** exercida pela Terra. Como o bloco está em repouso, a resultante das forças aplicadas sobre ele deve ser igual a zero. Portanto, deve haver uma força de igual módulo e direção, mas com sentido contrário, aplicada ao bloco e exercida pela superfície da mesa. Essa força é a força de contato ou força normal **N**. A reação a essa força de contato é a força **N***, que também é uma força de contato que o bloco exerce sobre a mesa.

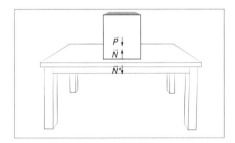

FIGURA 1.11 Duas são as forças aplicadas ao bloco: a força peso **P** e a força de contato (normal) **N**, que, somadas, dão resultante zero, uma vez que o bloco está em repouso. A força normal **N*** é a força de reação à de ação **N**. A reação ao peso **P** está aplicada no centro da Terra (mas não representada na figura).

EXEMPLO 1.3

Considere dois blocos sobre uma mesa: o bloco A, com peso igual a 5 N, está sobre a mesa, e o bloco B, pesando 10 N, que está sobre o bloco A. Analise as forças que agem sobre cada um dos blocos separadamente. Por fim, determine a força de contato total exercida sobre a mesa por ambos os blocos.

Como os blocos estão parados em equilíbrio, a resultante das forças aplicadas sobre cada um dos corpos deve ser nula. O peso da mesa não foi considerado, mas somente a força de contato que resulta dos dois blocos que estão acima dela. As intensidades das forças, as direções e os sentidos estão indicados na figura. Note que a mesa deve suportar a força de contato de 15 N, que resulta do peso dos dois blocos sobre ela.

(continua)

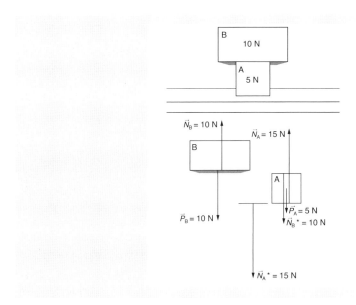

EXERCÍCIO 1.6

Considere o Exemplo 1.3. Como ficam as forças se a posição dos blocos for invertida? Desenhe as forças que agem sobre cada um dos blocos e a força de contato sobre a mesa.

EXERCÍCIO 1.7

Considere o Exemplo 1.3. Agora, coloque um terceiro bloco com peso de 3 N embaixo do bloco de 5 N. Desenhe todas as forças que agem sobre cada um dos blocos e a força de contato sobre a mesa.

EXERCÍCIO 1.8

Considere uma pessoa sentada com a perna na vertical e os pés suspensos. Ela está com um tênis e com um peso na altura do tornozelo. Considere que a massa da perna e do pé seja 3,5 kg (35 N), que a massa do tênis seja 1,35 kg (13,5 N) e que a massa do peso seja 4,5 kg (45 N). Procure representar as forças que atuam na perna e determine a resultante dessas forças, que deve ser compensada pelas forças que atuam na articulação do joelho.

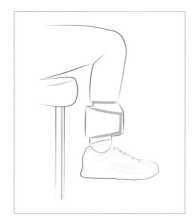

O Exemplo 1.3 e os Exercícios 1.6 e 1.7 devem ter mostrado que as forças de contato sobre cada um dos blocos são diferentes, sendo sempre maior aquela sobre o bloco que está embaixo. Em qualquer estrutura vertical, a força de contato sobre a parte inferior da estrutura é maior do que as forças de contato sobre as partes superiores. Essa é a razão pela qual, tanto nas estruturas artificiais (prédios altos) como nas naturais (coluna vertebral), as partes inferiores são maiores que as partes superiores, a fim de suportarem forças de contato maiores. As vértebras da coluna vertebral humana aumentam de tamanho continuamente de cima para baixo.

EXEMPLO 1.4

Considere um homem adulto com massa de 70 kg. A massa da cabeça mais a do pescoço é de 5 kg. Calcule a intensidade da força normal (de contato) exercida principalmente pela sétima vértebra cervical, que suporta a cabeça e o pescoço.

Como a força peso da cabeça mais a do pescoço é de 50 N e o corpo está em equilíbrio, a resposta para a questão é também de 50 N.

EXERCÍCIO 1.9

A distribuição da massa corporal de um homem de 70 kg é a seguinte: cabeça mais pescoço = 5,0 kg; cada braço-antebraço-mão = 3,5 kg, tronco = 37,0 kg, cada coxa = 6,5 kg, cada perna mais o pé = 4,0 kg. Supondo que essa pessoa esteja em pé sobre os dois pés, calcule a intensidade da força normal (de contato): a) total exercida por cada uma das junções dos quadris; b) exercida por cada uma das junções do joelho. Supondo que agora ele esteja em pé somente sobre um pé, calcule a intensidade da força de contato exercida; c) pelo joelho da perna sobre a qual o homem está em pé; d) pelo joelho da perna que está suspensa.

Forças de atrito ou de fricção

A força de atrito f é aquela que a superfície em contato com um corpo aplica sobre ele quando submetido a uma força, assim como no caso da força de contato, com a diferença fundamental de que esta é sempre perpendicular à superfície, enquanto a de atrito é paralela à superfície. Diferentemente das forças até agora abordadas, as de atrito surgem em corpos em movimento ou em vias de se movimentar. Elas têm sentido contrário ao das forças externas aplicadas e, portanto, opõem-se ao movimento. A origem dessa força está na rugosidade das duas superfícies em contato.

Se a força F aplicada a um corpo em repouso não for suficiente para movimentá-lo, isso significa que há uma força de atrito f de igual intensidade, mas com sentido contrário, de modo que elas se anulam. Portanto, à medida que se aumenta a intensidade da força aplicada para mover um corpo, a força de atrito acompanha com igual intensidade, como mostra a Figura 1.12. Entretanto, como a intensidade da força de atrito só aumenta até um valor máximo, chamado força de atrito estático máxima f_e, uma força aplicada acima de um certo valor, coloca o corpo em movimento. Portanto, quando a força aplicada superar f_e, o corpo começa a se mover. Experimentalmente, encontra-se que:

$$f_e = \mu_e N \tag{1.3}$$

em que μ_e é o coeficiente de atrito estático e N é a força normal, cuja intensidade é igual à do peso do corpo.

Quando o corpo estiver em movimento, uma força aplicada menor é suficiente para mantê-lo em movimento, a qual é denominada força de atrito cinético f_c e que pode ser calculada pela fórmula:

$$f_c = \mu_c N \tag{1.4}$$

em que μ_c é o coeficiente de atrito cinético.

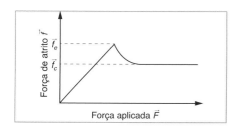

FIGURA 1.12 Força de atrito em função da força aplicada. São mostrados valores das forças de atrito estático máximas e de atrito cinético.

Os valores de μ_e e μ_c dependem da natureza das superfícies em contato, mas são praticamente independentes do tamanho da área em contato. Eles são adimensionais, isto é, números puros sem unidade.

A Tabela 1.1 lista os valores de coeficientes de atrito estático e cinético entre diferentes materiais. Pode-se observar que o líquido sinovial faz que o coeficiente de atrito nas junções ósseas seja muito menor do que os coeficientes de atrito entre outros materiais. Esse líquido funciona como lubrificante, de modo a facilitar o movimento após superar as forças de atrito. Os lubrificantes usados, por exemplo, em motores de automóveis têm exatamente a mesma função, isto é, facilitar o movimento, além de diminuir o desgaste dos materiais. No corpo humano, há muitos fluidos que têm essa função. É o caso da saliva, que age facilitando a deglutição de alimentos. Sua inexistência impediria a deglutição de torradas e de farofa, por exemplo.

Entretanto, a força de atrito é essencial em muitas situações. Ao andar ou correr, a ponta de um dos pés antes de deixar o solo empurra o chão para trás. O chão, então, exerce uma força de atrito sobre a pessoa, empurrando-a para a frente. O calcanhar do pé, quando toca o solo, empurra-o para a frente, e o solo, por sua vez, exerce uma força de atrito para trás, evitando o deslizamento da pessoa. Portanto, não seria possível caminhar ou correr em uma superfície sem atrito. Quem já não caiu ao andar ou correr sobre um chão molhado e escorregadio, ou com uma camada de gelo, ou ensaboado, ou, ainda, muito bem encerado? Quando se praticam caminhadas em solos lisos, é importante usar tênis com sola rugosa, para aumentar o atrito.

As rodas de veículos não conseguem girar e deslizam quando há óleo no chão ou ele está coberto de gelo, o que causa muitos acidentes pela falta de atrito.

TABELA 1.1 Coeficientes de atrito estático e cinético

Materiais	μ_e	μ_c
Aço sobre aço	0,74	0,57
Borracha sobre concreto	1,00	0,80
Vidro sobre vidro	0,94	0,40
Gelo sobre gelo	0,10	0,03
Madeira sobre madeira	0,25 a 0,50	0,20
Osso sobre osso com líquido sinovial em seres humanos	0,01	0,003

Forças | 31

EXEMPLO 1.5

Decidi mudar os móveis de lugar. Comecei por empurrar um arquivo cheio de papéis cuja massa é de 100 kg. Para isso, apliquei uma força de 200 N, mas o arquivo permaneceu no lugar. Havia vários colegas no local. Comecei pedindo ajuda a um deles. Juntos, conseguimos dobrar a força para 400 N. Como não foi suficiente, pedi ajuda a mais uma pessoa, totalizando 3 pessoas. Quando o móvel entrou em movimento, uma das pessoas foi dispensada. Considere que o coeficiente de atrito estático entre o arquivo e o chão é de 0,5 e o coeficiente de atrito cinético, de 0,3.

a) Calcule a força de atrito estático que atuou no arquivo quando apliquei uma força de 200 N.
b) Determine a intensidade da força que deve ser aplicada para mover o arquivo.
c) Avalie se, com os esforços de um colega, conseguimos empurrar o arquivo. Justifique sua resposta.
d) Verifique se, após o arquivo entrar em movimento, foi possível dispensar alguns dos colegas.

a) $f = 200$ N, uma vez que o arquivo não saiu do lugar.
b) $f_e = \mu_e N = 0,5 \ (100 \ \text{kg}) \ (10 \ \text{m/s}^2) = 500$ N. Essa é a força mínima que deve ser aplicada para o arquivo começar a se mover.
c) Os esforços de duas pessoas não foram suficientes, tendo de pedir ajuda a mais uma pessoa.
d) $f_c = \mu_c N = 0,3 \ (100 \ \text{kg}) \ (10 \ \text{m/s}^2) = 300$ N. Portanto, uma vez em movimento, um dos colegas pôde ser dispensado.

EXERCÍCIO 1.10

O atrito estático entre um calçado e o chão de uma quadra de basquete é de 0,56 e a força normal que atua no calçado é de 350 N. Determine a força horizontal necessária para causar o deslizamento do calçado.

EXEMPLO 1.6

Considere uma criança de 20 kg em um escorregador que faz com a horizontal um ângulo de 45° e os atritos estático e cinético entre o corpo da criança e o escorregador são de 0,8 e 0,6, respectivamente.

(continua)

a) Decomponha o peso P da criança em componentes ortogonais P_x e P_y em relação ao plano do escorregador e calcule os módulos dessas componentes.
b) Calcule o valor da força normal exercida pelo plano do escorregador sobre a criança.
c) Avalie se a criança, ao soltar as mãos, sai escorregando.
d) Calcule a intensidade da força de atrito cinético.
e) Determine a aceleração com que a criança desce o escorregador.
f) Discuta o que acontece se o ângulo θ for maior do que 45°.

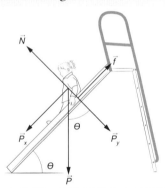

a) Se o ângulo θ entre o escorregador e o chão for de 45°, o ângulo entre P_y e P também será de 45°, uma vez que os lados de ambos os ângulos são perpendiculares entre si. Assim:
$P_y = P\cos\theta$ = (20 kg) (10 m/s²) cos 45° = (200 N) 0,707 = 141,4 N
$P_x = P\text{sen}\,\theta$ = (20 kg) (10 m/s²) sen 45° = (200 N) 0,707 = 141,4 N
b) Como $N = P_y$, N = 141,4 N
c) f_e = 0,8 N = 0,8 (141,4 N) = 113,1 N; como P_x é maior do que f_e, a criança desce o escorregador.
d) f_c = 0,6 N = 0,6 (141,4 N) = 84,8 N
e) $a = (P_x - f_c)/m$ = (141,4 N - 84,8 N)/20 kg = 2,83 m/s²
f) Se o ângulo θ for aumentado, por exemplo, para 60°, cos 60° = 0,5 e sen 60° = 0,866, o P_y = 200 × 0,5 = 100 N diminui, assim como o valor da força normal N. Assim, f_e = 0,8 (100 N) = 80 N também fica menor, o que significa que a criança sai escorregando com mais facilidade, e sua aceleração será maior. O contrário acontece se o ângulo do escorregador com a horizontal for diminuído.

PRESSÕES

O conceito de pressão refere-se à força aplicada a um corpo. Define-se pressão p como a força exercida perpendicularmente sobre uma superfície por unidade de área.

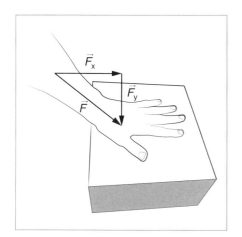

FIGURA 1.13 Uma força **F** é aplicada pela palma da mão com área A sobre a superfície de um bloco. Essa força foi decomposta em uma componente horizontal e outra vertical, perpendicular à superfície do bloco.

A pressão p na superfície do bloco exercida pela palma da mão, como pode ser visto na Figura 1.13, pode ser descrita como:

$$p = \frac{F_y}{A} \tag{1.5}$$

em que F_y é a intensidade da componente da força **F** perpendicular à superfície do bloco e A é a área da palma da mão. A pressão é inversamente proporcional à área. Portanto, para uma mesma força aplicada, quanto menor for a área, maior será a pressão. É dessa maneira que funcionam as facas e as tesouras, já que, quanto mais afiadas, mais cortantes são. O prego tem uma extremidade pontiaguda justamente para facilitar a penetração, por causar uma pressão muito grande.

A unidade de pressão no sistema internacional é, portanto, N/m^2, denominada de pascal (Pa). O plural de pascal é pascals, uma vez que ela se origina do nome do cientista francês Blaise Pascal (1632-1662), que não deve ser alterado. No caso de fluidos, costumam-se usar outras unidades. A pressão sanguínea, por exemplo, é medida em milímetros de mercúrio (mmHg) e a pressão do globo ocular, da bexiga, etc. em cm de água (cmH_2O). A pressão sanguínea normal mínima e máxima de um adulto é de 80 e 120 mmHg, respectivamente. Quando a pressão da bexiga atinge 30 cmH_2O, o órgão começa a dar sinal de que deve ser esvaziado.

No caso de gases, as pressões são medidas em atmosfera. A pressão atmosférica é a pressão exercida pela atmosfera, que é constituída por átomos e moléculas do ar, sobre a superfície terrestre e vale ao nível do mar 1 atmosfera (atm). Quanto maior a altitude, menor é a quantidade de atmosfera acima dela, razão pela qual a pressão nesses locais é menor do que aquela ao nível do mar. Em Chacaltaya, na Bolívia, a cerca de 5.000 m de altitude, a pressão atmosférica é ao redor de 1/2 atm – por isso muitas pessoas não acostumadas ao local, sentem falta de oxigênio. Hoje em dia, as emissoras de rádio, ao darem notícia de tempo, informam a pressão atmosférica em cidades litorâneas como de 1.013 HPa (hecto pascal), que é igual a $1,013 \times 10^5$ Pa.

A pressão exercida pelo ar comprimido nos pneus é medida em psi (*pounds per square inch*). Dessa maneira, costumam-se calibrar pneus com 30 psi, por exemplo.

As relações entre as diferentes unidades de pressão são:

1 atm = 760 mmHg

1 atm = $1,03 \times 10^3$ cmH$_2$O

1 atm = $1,013 \times 10^5$ Pa

1 atm = 14,7 psi

A pressão p exercida por uma coluna de água de altura h pode ser calculada usando a seguinte fórmula:

$$p = \rho gh \tag{1.6}$$

Sendo ρ a massa específica da água = 1 g/cm^3 = 1.000 kg/m^3 = 10^3 kg/m^3, g a aceleração da gravidade e h a altura da coluna de água. A equação 1.6 mostra que a pressão aumenta linearmente com a altura da coluna de água. Como ρ e g são constantes, ao dobrar a altura da coluna de água, a pressão também dobra.

EXEMPLO 1.7

Calcule a pressão absoluta exercida no corpo de uma pessoa que mergulha em um lago e atinge uma profundidade de 10 m.

Usando a equação (1.6): $p = (1.000 \text{ kg/m}^3)(10 \text{ m/s}^2)(10 \text{ m}) = 10^5$ Pa, que é praticamente igual a 1 atm. Portanto, ao mergulhar e atingir 10 m de profundidade, a pressão absoluta total será de 2 atm, que é a soma da pressão atmosférica de 1 atm (ao nível do mar) mais a pressão exercida pela coluna de 10 m de água.

Como p é diretamente proporcional à altura h, se o mergulhador atingir 20 m, ele ficará sujeito a uma pressão absoluta de 3 atm.

EXEMPLO 1.8

Duas crianças brincam em uma gangorra, cujo braço pode se inclinar ao máximo 30° em relação à horizontal. A massa de uma delas é 20 kg e a da outra, 21 kg. Elas brincam bem dando pequenos impulsos. Em um dado momento, a criança com massa menor ficou em cima e parada. Calcule a pressão exercida por essa criança sobre a barra da gangorra em que ela está sentada, lembrando que a área de contato dela com a barra da gangorra é de 300 cm² = 0,03 m².

O peso P da criança vale (20 kg)(10 m/s²) = 200 N. A direção da força peso é sempre perpendicular ao solo. Portanto, deve-se calcular P_y, que é a componente perpendicular da força peso à barra da gangorra:

$P_y = P\cos 30° = (200\ N)\ 0,866 = 173,2\ N$

Portanto, $p = 173,2\ N/0,03\ m^2$; p = 5.773,3 Pa.

EXEMPLO 1.9

Calcule agora a pressão no chão exercida por cada um dos pés de uma criança com massa de 20 kg quando ela estiver em pé sobre os dois pés. Considere a área de cada pé como sendo de 60 cm².

O peso $P = 100\ N$, que é a metade do peso da criança, pressiona o solo com a sola de um dos pés com pressão:

$p = 100\ N\ /\ 0,0060\ m^2$

$p = 16.667\ Pa$

Veja como a pressão aumentou agora com relação à pressão do Exemplo 1.8, pois a área de contato diminuiu.

EXERCÍCIO 1.11

Considere agora que a criança de 20 kg fique em pé somente sobre um pé. Calcule a pressão exercida por essa criança sobre o solo. De quanto será a pressão sobre o solo caso ela fique em pé na ponta de um pé, em que a área de contato é de 8 cm²?

Os Exemplos 1.8 e 1.9 e o Exercício 1.11 mostram claramente que a pressão exercida pela força peso de uma pessoa sobre um solo será maior quanto menor for a área de contato dessa pessoa com o solo. Dessa maneira, se o assento de uma espreguiçadeira aguenta a pressão exercida pelo corpo de uma pessoa sentada, pode não necessariamente suportá-lo se ela se levantasse e ficasse de pé, principalmente sobre um único pé. Verifica-se facilmente o efeito da área na pressão causada na areia da praia ao mudar de tênis para um sapato de salto fino.

O conceito de pressão será revisto e usado em termos de tensão nos discos intervertebrais no Capítulo Ossos.

RESPOSTAS DOS EXERCÍCIOS

Exercício 1.1
Forças elétricas e gravitacionais são respectivamente iguais a:

$$F_E = K\,\frac{q_1 q_2}{r^2} \quad \text{e} \quad F_G = G\,\frac{m_1 m_2}{r^2}$$

No caso das forças elétricas, elas podem ser positivas (repulsivas) ou negativas (atrativas), dependendo do fato de o sinal das cargas q_1 e q_2 serem ambas positivas ou negativas e uma delas ser positiva e outra negativa. Como se sabe, cargas de sinal igual se repelem e de sinal contrário se atraem. No caso da força de gravitação, só há a força de atração. As intensidades dessas forças dependem, no primeiro caso, dos valores das cargas q e, no segundo, das massas m dos corpos. As constantes de proporcionalidade $K = 9 \times 10^9$ N·m²/C² e $G = 6{,}67 \times 10^{-11}$ N·m²/kg² são constantes universais. Note que, como G é muito pequeno, a atração gravitacional entre dois corpos quaisquer é difícil de se observar. Ambas as forças diminuem com o quadrado da distância.

Exercício 1.2
a) Será maior.
b) $R = 87$ N. Note que uma vez que o peso se mantenha, isto é, o valor de F_1 se mantém, a resultante da força aplicada pode ser variada, modificando o ângulo entre as forças, o que é feito mudando horizontalmente a posição da perna.

Exercício 1.3
$R = 15$ N dirigida para cima, puxando a cabeça.

Exercício 1.4
$F = 24$ N.

Exercício 1.5
Força de reação $= 3.000$ N $= 3 \times 10^3$ N. Trata-se de uma força de contato.

Exercício 1.6

No bloco A, estão aplicadas a força peso de 5 N e a força normal de 5 N. No bloco B, estão aplicadas a força peso de 10 N, a força normal de 5 N exercida pelo bloco A e a força normal de 15 N. A força total na mesa por causa dos pesos dos dois blocos é de 15 N. Veja que o valor desta última força independe da ordem dos blocos acima dela.

Exercício 1.7

As forças nos blocos A e B são as mesmas do Exemplo 1.3, sem a normal da mesa. No bloco C, há a força peso de 3 N, a força normal de 15 N exercida pelo bloco A e a força normal de 18 N. A força total sobre a mesa é de 18 N. Observe que a força sobre a mesa é a soma dos pesos de todos os blocos acima dela.

Exercício 1.8

$R = 35 \text{ N} + 13,5 \text{ N} + 45 \text{ N} = 93,5 \text{ N}$.

Exercício 1.9

a) 245 N.
b) 310 N.
c) 660 N.
d) 40 N.

Exercício 1.10

F maior que 196 N.

Exercício 1.11

a) $p = 3,33 \times 10^4$ Pa.
b) $p = 2,50 \times 10^5$ Pa. Este valor é cerca de 2,5 atm.

Torques

Torque de uma força ou momento de uma força é uma grandeza física importante para o nosso dia a dia. Ele está associado à rotação de um corpo ao qual se aplica uma força, diferentemente da força que se relaciona à translação. Para que haja equilíbrio rotacional de um corpo, a soma dos torques de todas as forças a ele aplicadas deve ser igual a zero.

OBJETIVOS

- Conceituar torque ou momento de uma força
- Calcular torque de mais de uma força
- Estabelecer as condições de equilíbrio rotacional de um corpo rígido

CONCEITO DE TORQUE DE UMA FORÇA

Torque ou momento de força, $\boldsymbol{M_F}$, é a grandeza física associada à possibilidade de rotação em torno de um eixo (polo) decorrente da aplicação de uma força a um corpo.

Essa grandeza é vetorial, mas essa questão será abordada utilizando uma convenção de sinais que possibilitará realizar somas algébricas quando vários torques em um dado corpo forem considerados. Admite-se como positivo (+) o momento de força que leva à rotação de um corpo no sentido anti-horário e negativo (−) aquele que leva à rotação no sentido horário.

O efeito de rotação depende da intensidade da força $\boldsymbol{F}$ e da distância $d_\perp$ (perpendicular) ao eixo de rotação. O torque é calculado efetuando o produto da intensidade da força $\boldsymbol{F}$ pela distância ($d_\perp$) desde a linha de ação da força até o eixo de rotação. A linha de ação, ou reta suporte, é a linha imaginária que determina a direção do vetor força. À distância $d_\perp$ dá-se o nome de braço da força. O segmento de reta que define o braço da força é perpendicular à linha de ação da força aplicada e passa pelo eixo de rotação. O módulo do torque é dado por:

$$M_F = Fd_\perp \tag{2.1}$$

Sua unidade no sistema internacional (SI) é N·m.

A Figura 2.1 mostra um corpo sobre o qual é aplicada uma força $\boldsymbol{F}$, no meio do corpo. O eixo de rotação é uma linha imaginária perpendicular que atravessa a folha. O braço da força $d_\perp$ é perpendicular à linha de ação da força $\boldsymbol{F}$. O sentido da rotação é horário e o valor do torque, $M_F = - Fd_\perp$. Se a força $\boldsymbol{F}$ for aplicada em sentido contrário, com a seta para cima no mesmo lugar e com a mesma intensidade, o que muda é o sentido de rotação, que será anti-horário, e o torque será $M_F = + Fd_\perp$. Observa-se que uma força de reação ou de apoio atua sempre sobre o eixo de rotação. No entanto, como o braço dessa força é nulo, $d_\perp = 0$, não há torque e, portanto, não provoca rotação.

É possível imaginar que a Figura 2.1 representa um corte transversal de uma porta, visto de cima, e o eixo de rotação é o local das dobradiças e a força está sendo aplicada para abrir a porta.

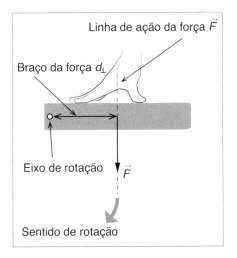

FIGURA 2.1 A força **F** é aplicada no centro de um corpo. Estão representados a linha de ação da força, o braço $d_\perp$ da força, assim como o eixo ou o polo em torno do qual o corpo pode girar. A seta indica o sentido de rotação.

Se a força **F** de igual intensidade for agora aplicada na extremidade oposta ao eixo, como mostra a Figura 2.2, o torque se torna o dobro, porque o braço da força fica duas vezes maior que o da Figura 2.1, i.e., $M_F = -F(2d_\perp)$. Ou seja, fica muito mais fácil girar a barra ao redor do eixo de rotação. É isso que fazemos instintivamente quando abrimos uma porta ou usamos a chave sextavada para desparafusar uma rosca.

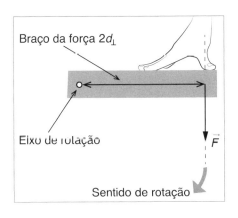

FIGURA 2.2 A força **F** de igual intensidade que a da Figura 2.1 é agora aplicada na extremidade da barra e o torque fica duas vezes maior, porque o braço da força foi dobrado.

Se for aplicada a força **F** de intensidade igual à da Figura 2.2 e na extremidade, porém com direção perpendicular à força da Figura 2.2, como mostra a Figura 2.3, o torque se anula, pois a linha de ação da força passa pelo eixo de rotação e o braço da força, nesse caso, é igual a zero. Se for o caso de uma porta, nunca será possível abri-la nem fechá-la.

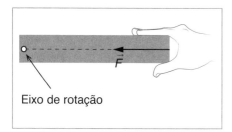

FIGURA 2.3 A força **F** de igual intensidade que a da Figura 2.2 é agora aplicada na extremidade da barra, porém na direção perpendicular, e o torque fica nulo porque o braço da força se anula, uma vez que a linha de ação imaginária que passa sobre o vetor força passa pelo eixo de rotação.

Com uma força **F** de intensidade igual à da Figura 2.2, porém com direção diferente, como mostra a Figura 2.4, o torque diminui, pois o braço da força que tem de ser perpendicular à linha de ação da força diminui. Para girar o corpo com a mesma facilidade, é necessário aumentar a intensidade da força. O torque é $M_F = -Fx_\perp$.

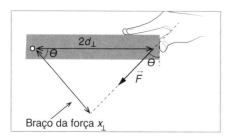

FIGURA 2.4 A força **F** de igual intensidade que a da Figura 2.2 é aplicada na extremidade do corpo, mas inclinada. Nesse caso, o braço da força $x_\perp$, que deve ser perpendicular à linha de ação da força, diminui em relação ao braço da Figura 2.2 e, consequentemente, o torque da força **F** fica menor.

Se decompusermos a força **F** em suas componentes ortogonais (Figura 2.5), como foi visto no Capítulo 1, obtém-se o mesmo resultado. Conhecendo o ângulo θ entre **F** e a vertical, a intensidade de F_y pode ser calculada aplicando-se a lei trigonométrica: $F_y = F\cos\theta$. O torque total é, então, dado por:

$$M_F = F_x 0 - F_y(2d_\perp) = -F\cos\theta\,(2d_\perp) = -Fx_\perp.$$

O torque da força F_x fica igual a zero e, portanto, o torque dessa componente fica inoperante. Na Figura 2.4, verifica-se que o ângulo entre $2d_\perp$ e $x_\perp$ também é θ e vale a relação $\cos\theta\,(2d_\perp) = x_\perp$.

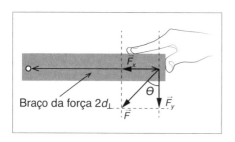

FIGURA 2.5 Decomposição da força **F** em suas componentes ortogonais. O torque decorrente da componente F_x é zero porque o braço de força é nulo e o torque da F_y é igual ao produto $F_y(2d_\perp)$.

EXEMPLO 2.1

Uma pessoa faz um exercício de flexão com levantamento lateral do braço, segurando na mão um objeto com massa de 2 kg. A distância braço-antebraço--metade da mão dessa pessoa é de 70 cm. O eixo de rotação está no ombro. Calcule o momento da força peso desse objeto para cada uma das duas situações em que o braço faz um ângulo com a vertical de:
a) 30° para baixo.
b) 90°.

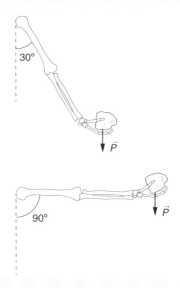

a) $M_P = -mgd_\perp = -(2 \text{ kg})(10 \text{ m/s}^2)d_\perp$
$d_\perp = (0{,}70 \text{ m})\text{sen } 30° = (0{,}70 \text{ m})0{,}5 = 0{,}35 \text{ m}$
Portanto, $M_P = -(2 \text{ kg})(10 \text{ m/s}^2)(0{,}35 \text{ m}) = -7 \text{ N·m}$.
b) $M_P = (2 \text{ kg})(10 \text{ m/s}^2)(0{,}7 \text{ m}) = -14 \text{ N·m}$

Para manter o braço equilibrado na posição horizontal evitando que ele caia, há de se aplicar uma força muscular para contrabalançar o torque que será maior do que aquela para manter o braço a 30°. No caso de esse objeto ser amarrado e pendurado no cotovelo com o braço estendido na horizontal, o torque, por causa do peso desse objeto, diminui para quase a metade, uma vez que a distância do peso ao eixo de rotação diminui para quase a metade. Isso também significa que o músculo necessita exercer quase a metade da força anterior para manter o braço na horizontal.

EXERCÍCIO 2.1

Calcule os torques exercidos por um pacote de açúcar de 1 kg colocado na palma da mão de uma pessoa com o braço esticado na horizontal em relação ao eixo que passa pelo:
  a) Pulso.
  b) Cotovelo.
  c) Ombro.

Considere as seguintes distâncias: ombro-cotovelo = 25 cm; cotovelo-pulso = 22 cm e pulso--centro da mão = 6 cm.
  d) Repita o exercício, considerando o braço esticado, formando um ângulo com a vertical de 30°, para cima e, depois, para baixo.

Rosely Marques Baldassin, professora de ioga, faz a postura de uttanpadasana, na qual começa deitada e vai levantando as pernas pouco a pouco até que elas fiquem na vertical. A Figura 2.6 mostra quatro etapas de realização dessa postura. Em cada etapa, o torque decorrente da força peso das pernas, que tende a levá-las de volta ao chão, tem de ser contrabalançado com a força exercida pelos músculos abdominais. As sequências (A), (B), (C) e (D) da Figura 2.6 mostram as pernas sendo levantadas do chão e fazendo um ângulo de 30°, 45°, 60° e 90° com a horizontal, respectivamente. A postura em (A) é a mais difícil, pois o torque da força peso das pernas é maior do que em B, C e em D. O torque da força peso das pernas é maior quanto mais perto do chão elas estiverem porque a distância perpendicular $d_\perp$ desde a articulação do quadril até a linha de ação da força peso é maior quanto mais próximas as pernas estiverem do chão. A articulação do quadril é a articulação entre o fêmur e o acetábulo da pelve.

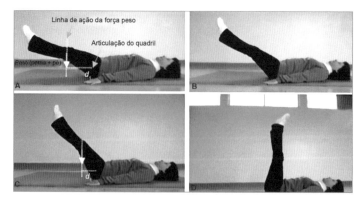

FIGURA 2.6 Realização da postura de uttanpadasana, na qual ambas as pernas são levantadas aos poucos do chão até ficarem perpendiculares ao solo. Imagens cedidas por E. Okuno.

EXERCÍCIO 2.2

Discuta, justificando, o porquê da dificuldade progressiva em se fazer abdominais quando deitado:
   a) Com os braços esticados na direção do corpo, apontando para os pés.
   b) Com os braços cruzados sobre o peito.
   c) Com os dedos das mãos entrelaçados e sob a cabeça.

EXERCÍCIO 2.3

Considere uma pessoa realizando a postura de vela (sarvangasana) da ioga também conhecida como invertida sobre os ombros. Ela está deitada e vai levantando pouco a pouco as pernas e o quadril até que fiquem perpendiculares ao chão, para descansar nessa postura. Para atingir a postura final, indivíduos com problema na coluna devem dobrar as pernas antes de levantá-las. Discuta por quê.

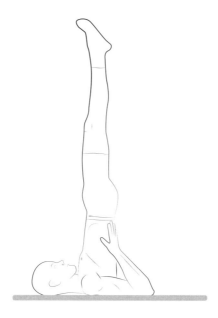

Quando um corpo estiver sujeito a mais de uma força, é necessário calcular o torque decorrente de cada uma das forças e somá-los. A Figura 2.7 mostra uma barra sujeita a duas forças. O torque resultante ao redor do eixo é dado por:

$$M = F_1 d_1 - F_2 d_2 \tag{2.2}$$

O sentido de rotação fica definido pelos valores das forças e dos braços das forças envolvidas. Se o primeiro (segundo) termo do segundo membro da Equação (2.2) for menor que o segundo (primeiro) termo, a barra girará no sentido horário (anti-horário).

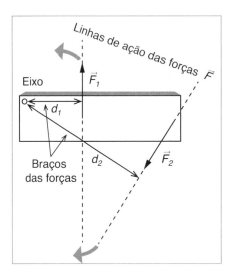

FIGURA 2.7 Duas forças são aplicadas a uma barra. O torque resultante é a soma dos torques de cada força.

BINÁRIO

O binário é um sistema formado por duas forças de mesma intensidade, mesma direção, embora com sentidos opostos, cujas linhas de ação estão separadas por uma distância x não nula, que se denomina braço do binário. As forças aplicadas na cruzeta, também chamada borboleta, de uma torneira ou na maçaneta redonda de uma porta para abrir qualquer uma delas constituem um binário. A Figura 2.8 esquematiza um binário.

Pode-se calcular o momento do binário obtendo-se os torques em relação ao eixo de rotação de cada uma das forças separadamente e somando-os:

$$M = F d_{\perp 1} + F d_{\perp 2} = F(d_{\perp 1} + d_{\perp 2}) = Fx \tag{2.3}$$

O sentido de rotação de ambas as forças é anti-horário.

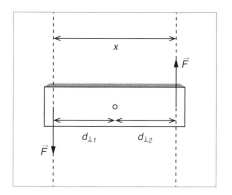

FIGURA 2.8 Forças de igual intensidade e direção, porém com sentidos contrários, aplicadas na extremidade de uma barra. O sistema gira ao redor do eixo de rotação localizado no centro da barra e é perpendicular à folha.

EXERCÍCIO 2.4

Ao extrair uma porca que prende a roda de um carro, um homem aplica forças de intensidade de 40 N com cada uma de suas mãos em uma chave de roda, mantendo a distância de 50 cm entre uma mão e outra. Faça um diagrama representando essa situação e determine o momento do binário aplicado pelo homem.

A princípio, o eixo de rotação do binário pode estar em qualquer lugar entre as duas forças, como mostra a Figura 2.9. Pode-se verificar que, mesmo que o eixo de rotação do binário não esteja centrado em relação às forças **F**, o momento do binário continua sendo o mesmo, pois:

$M = Fd_{\perp 1} + Fd_{\perp 2} = F(d_{\perp 1} + d_{\perp 2}) = Fx$

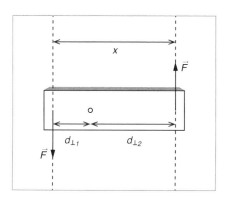

FIGURA 2.9 Binário com eixo de rotação não centrado em relação às forças **F**.

É importante analisar a situação em que as forças que constituem o binário têm linhas de ação que não são perpendiculares à barra, mas formam um ângulo com ela, como ilustra a Figura 2.10. Note que d é a distância entre os pontos de aplicação das forças na barra. Observe, no entanto, que o braço de força do binário continua sendo a distância x. A relação entre x e d é dada pela seguinte expressão:

$x = d\cos\alpha$

O momento do binário é dado por $M = Fx$.

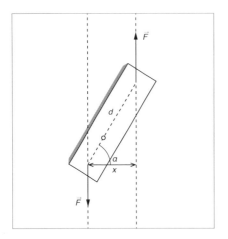

FIGURA 2.10 Binário com forças F não perpendiculares à barra.

TORQUE DECORRENTE DE DUAS OU MAIS FORÇAS NÃO PARALELAS
Resultante de duas forças não paralelas aplicadas a um corpo e sua linha de ação

Na determinação do torque resultante sobre um corpo, foi visto que devemos achar os torques decorrentes de cada força atuante e somá-los. No entanto, é possível determinar o torque da força resultante desde que se saiba seu ponto de aplicação, ou melhor, sua linha de ação, e o correspondente braço de força.

No estudo do torque de uma força, fica claro que o ponto de aplicação de uma força é fundamental. Na verdade, a determinação da linha de ação da força já permite o cálculo, pois o braço da força corresponde à distância entre essa linha e o eixo de rotação.

Outra consideração importante é que a ação de uma força sobre um corpo não se altera desde que seu ponto de aplicação esteja sobre a linha de ação. Isso possibilita a determinação da força resultante, pois sempre se pode deslocar os vetores força sobre suas linhas de ação para efeito de análise, como mostra a Figura 2.11, para o caso de duas forças coplanares (que estão em um mesmo plano) não paralelas.

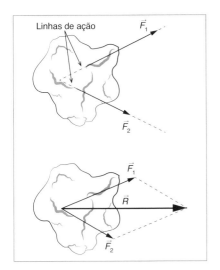

FIGURA 2.11 Força resultante **R** obtida pelo uso da regra do paralelogramo para duas forças cujos pontos de aplicação sobre o corpo não coincidem. Observa-se que basta deslocar o ponto de aplicação das forças para que todas saiam do mesmo ponto, e aplica-se a regra. Fica determinada, também, a linha de ação da força resultante, o que já permitiria a obtenção de seu momento com relação a algum eixo.

Resultante de duas ou mais forças não paralelas aplicadas a um corpo e sua linha de ação – método do polígono funicular

Para achar graficamente a linha de ação da resultante de duas ou mais forças coplanares aplicadas sobre um corpo, foi construído o chamado polígono funicular. Considere as forças F_1, F_2 e F_3 na Figura 2.12. Queremos achar o módulo da resultante, R, e sua linha de ação. O módulo, a direção e o sentido da força resultante podem ser determinados pela regra do polígono. Para isso, só é preciso traçar retas paralelas às linhas de ação dessas forças, o que pode ser feito com dois esquadros. O primeiro passo consiste em transportar os vetores para se executar a soma pela regra do polígono, conforme apresentado na Figura 2.12. Traçada a resultante, adota-se um ponto P (polo) qualquer, ligando-o aos vértices do polígono das forças com os traços A, B, C e D, a que chamamos de raios polares.

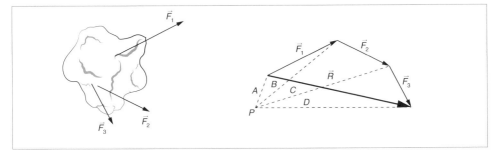

FIGURA 2.12 Regra do polígono aplicada às forças F_1, F_2 e F_3 para obter a resultante **R**. Os raios polares que ligam o polo **P** às extremidades dos vetores são desenhados sequencialmente.

Feito isso, transportam-se esses raios polares, com mesma direção, para a situação original. Para isso, a reta A deve interceptar a linha de ação do vetor F_1 em qualquer lugar. Por este ponto de intersecção traçamos B até interceptar a linha de ação de F_2. Por este ponto, é traçado C até interceptar a linha de ação de F_3. Finalmente, por este ponto, é traçado D. Onde os prolongamentos de A e D se cruzam, deve-se passar a linha de ação da força resultante R, que, além disso, deve ser paralela à R obtida pela regra do polígono. Temos de tomar cuidado para que todas as linhas transferidas de uma figura para outra mantenham o paralelismo. Observa-se ainda que a linha de ação da resultante pode passar fora do objeto sujeito a forças. O resultado é mostrado na Figura 2.13.

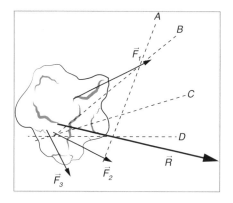

FIGURA 2.13 Construção do polígono funicular para a determinação da linha de ação da força resultante de três forças coplanares.

Uma vez determinados a linha de ação da força resultante, seu módulo e seu sentido, é possível obter o torque dessa resultante com relação a qualquer eixo de rotação, ou polo. Para isso, basta determinar o braço da resultante, $d_\perp$, e utilizar a Equação 2.1, especificando o sentido de giro.

EXEMPLO 2.2

Considere uma barra de 38 cm de comprimento submetida a três forças coplanares de módulos $F_1 = 5,1$ N, $F_2 = 12,6$ N e $F_3 = 11,8$ N, como ilustrado na figura a seguir. Determine o vetor força resultante pelo método do polígono e aplique o método do polígono funicular para traçar a linha de ação da força resultante. Feito isso, determine o momento da força resultante com relação ao eixo de rotação.

O primeiro passo consiste em transportar os vetores força para fazer a soma vetorial. Obtemos para a resultante o valor: R = 26,3 N.

(continua)

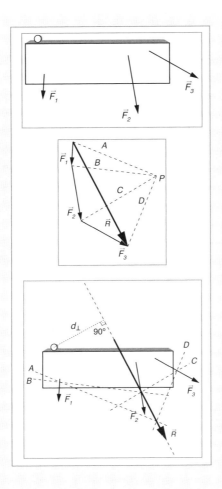

Em seguida, a partir de um ponto P traçamos os raios polares e os transferimos para o diagrama de forças. O ponto de cruzamento entre o primeiro e último raio polar define o local por onde a linha de ação da resultante deve passar. O braço da resultante pode ser obtido:

$d_\perp = 16{,}5$ cm $= 0{,}165$ m

Portanto, o momento de força resultante em relação ao eixo vale:

$M_R = -Rd_\perp = -(26{,}3\ \text{N})(0{,}165\ \text{m}) = -4{,}3\ \text{N·m}$

Sentido de giro é horário.

EXERCÍCIO 2.5

Determine a resultante das forças, consideradas coplanares, e seu momento de força com relação ao polo O da figura a seguir, por meio do método do polígono funicular. Utilize as escalas:
    1 cm no desenho = 10 N para a força
    1 cm no desenho = 20 cm para a distância

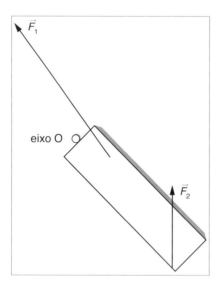

EQUILÍBRIO ROTACIONAL

Para um corpo estar em equilíbrio rotacional, é necessário que a soma dos torques das forças aplicadas a esse corpo seja igual a zero. Essa condição é utilizada em uma balança de dois braços. O torque do peso de um objeto em um dos pratos da balança faz ele cair (girar) se não houver nada no outro prato. À medida que massas aferidas são colocadas no outro prato, o torque dos seus pesos começa a equilibrar a balança. Quando os pesos nos dois pratos forem iguais, os módulos dos torques serão iguais e a soma dos torques será igual a zero, por causa de sinais contrários, e a balança estará em equilíbrio.

EXEMPLO 2.3

João e Maria brincam em uma gangorra. João, com massa de 20 kg, está sentado a 2 m do eixo de rotação da gangorra. A massa da Maria é de 30 kg. A que distância do eixo ela deve sentar para que a gangorra fique em equilíbrio na horizontal?

A figura a seguir mostra a situação.

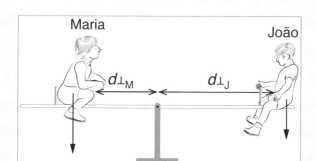

Para atingir o equilíbrio, é necessário que os torques das forças pesos de Maria e João se anulem, isto é:

$M_M + M_J = 0$
$M_J = -$ (massa do João)$g d_{\perp J} = -$ (20 kg)(10 m/s²)(2 m) $= -$ 400 N·m
Portanto, em equilíbrio, $M_M = +400$ N·m $= (30$ kg$)(10$ m/s²$)d_{\perp M}$
Então, $d_{\perp M} = (400$ N·m$)/(300$ kg·m/s²$) = 1{,}33$ m

Para que a gangorra fique em equilíbrio na horizontal, Maria, por ter peso maior, deve ficar mais perto do eixo de rotação do que João, ou seja, a 1,33 m do eixo de rotação.

EXERCÍCIO 2.6

Você pretende construir um móbile com quatro ornamentos e três varas de massas desprezíveis, como mostra a figura a seguir. As distâncias, em centímetros, estão indicadas e a massa de um dos ornamentos é conhecida. Determine as massas dos ornamentos A, B e C, de modo que o móbile fique em equilíbrio.

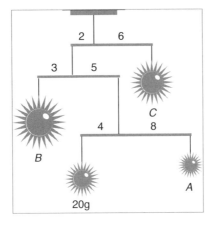

EXEMPLO 2.4

Considere uma pessoa mantendo seu antebraço e palma da mão na horizontal e seu braço na vertical. Sobre a palma de sua mão, está um objeto com peso P de 15 N. A distância entre este objeto e o eixo de rotação (O), que se localiza na junção entre a ulna e o úmero no cotovelo, é de 30 cm:

a) Calcule o torque produzido pelo peso do objeto.
b) Calcule a força muscular exercida pelo músculo bíceps cujo tendão está inserido no rádio a 3,5 cm de O. Considere somente essas duas forças e que o antebraço está em equilíbrio.

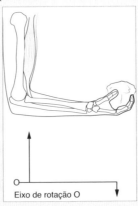

(continua)

a) $M_P = -(15\ \mathrm{N})(0{,}30\ \mathrm{m}) = -4{,}5\ \mathrm{N \cdot m}$.

b) Se o antebraço está em equilíbrio rotacional, o torque da força muscular deve ser igual ao calculado em a) com sinal trocado, isto é: $M_b = 4{,}5\ \mathrm{N \cdot m} = F_b(0{,}035\ \mathrm{m})$.

Portanto, $F_b = (4{,}5\ \mathrm{N \cdot m})/0{,}035\ \mathrm{m} = 128{,}6\ \mathrm{N}$. Note que a força muscular é 8,6 vezes o peso do objeto.

EXERCÍCIO 2.7

Considere o Exemplo 2.4. Introduza nele o peso do antebraço-mão no valor de 20 N que está aplicado a 15 cm de O e calcule:

a) O momento do peso do antebraço-mão.
b) A força muscular exercida pelo músculo bíceps.

RESPOSTAS DOS EXERCÍCIOS

Exercício 2.1
a) $M = 0{,}60\ \mathrm{N \cdot m}$
b) $M = 2{,}80\ \mathrm{N \cdot m}$.
c) $M = 5{,}30\ \mathrm{N \cdot m}$.
Quando o ângulo com a horizontal do braço esticado for de 30°, obteremos o mesmo resultado, não importando se ele for para cima ou para baixo, uma vez que $d_\perp$ será igual a $d$sen 30° sempre.
d) $M = 0{,}30\ \mathrm{N \cdot m}$.
e) $M = 1{,}40\ \mathrm{N \cdot m}$.
f) $M = 2{,}65\ \mathrm{N \cdot m}$. O sentido de rotação depende do braço considerado, esquerdo ou direito.

Exercício 2.2
A dificuldade progressiva se deve ao aumento do torque que resulta do aumento da distância de aplicação da força peso do conjunto (cabeça-pescoço + tronco + braços--antebraços-mãos e uma parte do abdome) em relação ao eixo de rotação que se situa no baixo lombar. Quanto mais os braços-antebraços-mãos se aproximam da cabeça, maior fica o torque e, para vencê-lo, há que se exercer um torque maior com sentido de rotação contrário, exigindo também maior força muscular.

Exercício 2.3

Quanto menor for o ângulo do conjunto coxa-perna-pé com o solo (horizontal), maior será o torque, em decorrência da maior distância $d_\perp$, uma vez que o peso do conjunto está aplicado um pouco acima do joelho. À medida que o conjunto vai sendo levantado, menor será o torque, pelo fato de a distância $d_\perp$ se tornar menor. Torque maior deve ser equilibrado com outro torque de sentido contrário produzido por força muscular. Portanto, quanto maior o torque, maior deve ser a força muscular para manter o equilíbrio. Ao dobrar as pernas, o torque da força peso diminui muito por causa da diminuição de $d_\perp$ e o músculo precisa exercer uma força bem menor para atingir a postura de vela.

Exercício 2.4

$M = 20$ N·m.

Exercício 2.5

$R = 38$ N e $M_R = + 6,8$ N·m; provoca giro em sentido anti-horário.

Exercício 2.6

$m_A = 10$ g; $m_B = 50$ g; $m_C = 26,7$ g.

Exercício 2.7

a) $M = - 3,0$ N·m.
b) O torque da força muscular do bíceps deve equilibrar a soma dos torques do peso do objeto e do peso do antebraço-mão. Portanto, $F_b = 214,3$ N.

Centro de gravidade

O peso de um corpo é uma força presente no dia a dia e sua consideração é fundamental a qualquer análise de esforços e de equilíbrio de uma estrutura. Neste capítulo, tratamos do deslocamento e da rotação que essa força pode provocar. A fim de considerar seus efeitos, podemos representá-la agindo em um determinado local do corpo, ao qual chamamos de centro de gravidade ou centro de massa do corpo.

OBJETIVOS

- Conceituar e determinar o centro de gravidade de um corpo
- Discutir estabilidade do corpo humano
- Classificar o estado de equilíbrio de um corpo em estável, instável ou indiferente

PESO E CENTRO DE GRAVIDADE

Um corpo extenso pode ser imaginado como se fosse constituído por um número muito grande de pequenos pedaços, tão minúsculos quanto uma célula, tratando-se de partes do corpo humano. O peso resultante desse corpo corresponderá à soma das forças peso que atuam em cada um desses pedaços. Existe um lugar do corpo em que é possível considerar aplicado o peso resultante, chamado de centro de gravidade (CG). Tudo se passa como se toda a massa do corpo estivesse concentrada nesse ponto e, portanto, é ali que atua a força peso resultante. Para corpos de forma regular e homogêneos, o CG está em seu centro geométrico. Suspenso ou suportado por esse ponto ou por uma força cuja linha de ação passa por esse ponto, um objeto fica equilibrado. Mas por qual motivo o conhecimento da posição do CG é importante?

Para responder a essa questão, serão abordadas as situações ilustradas na Figura 3.1, em que vários corpos se encontram em posições que permitem questionar sobre o que lhes irá acontecer em seguida: se vão permanecer na mesma posição ou se vão rodar ou, ainda, cair para algum lado. Na Figura 3.1, estão representados os CG e os pontos de apoio onde estão aplicadas as forças normais de cada corpo.

A conclusão sobre cada situação é obtida considerando-se que a força peso de cada corpo age no seu CG e pode exercer um torque em relação ao ponto de apoio, visto como um eixo de rotação. Como a força peso é sempre vertical e dirigida para baixo (mais precisamente, para o centro da Terra), basta verificar se o braço da força peso é zero ou diferente de zero. Quando for diferente de zero, há torque e, portanto, rotação. O sentido de giro poderá ser horário ou anti-horário. No caso em que a linha de ação da força peso passa pelo eixo de rotação, o braço da força peso é zero, portanto, não há torque, o corpo permanece na mesma posição em equilíbrio estático. Cabe observar que a força de apoio, ou normal, não exerce torque, pois atua no ponto de apoio e, por isso, tem braço de força nulo. No entanto, o apoio garante o equilíbrio com relação à translação, uma vez que a resultante das forças aplicadas constituídas pelas forças peso e normal é nula.

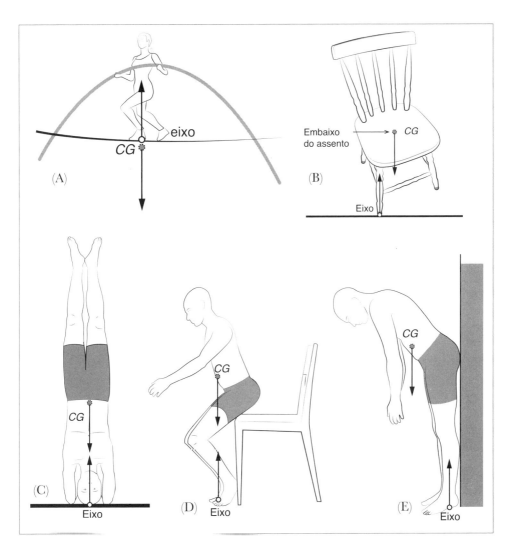

FIGURA 3.1 Ilustração de corpos sujeitos à ação de torque da força peso. Estão representados os respectivos centros de gravidade (*CG*), as forças peso, os pontos de apoio, vistos como eixos em torno dos quais poderá haver rotação, e as respectivas forças normais. **(A)** Equilibrista. **(B)** Cadeira inclinada. **(C)** Pouso sobre a cabeça na ioga. **(D)** Pessoa levantando da cadeira. **(E)** Pessoa se encurvando com as costas e as pernas junto a uma parede.

Para um corpo estar em equilíbrio, a linha de ação da força peso, que é uma linha vertical, imaginária, que passa pelo *CG*, deve cair na área de apoio que delimita o ponto de apoio. No caso de uma pessoa em pé, com os dois pés apoiados igualmente no solo, a área que delimita o ponto de apoio envolve os dois pés, como ilustra a Figura 3.2A.

A Figura 3.2B mostra a área de apoio dessa mesma pessoa na ponta dos pés. Quanto maior essa área, maior a estabilidade do corpo. É por essa razão que ficar na ponta dos pés ou na ponta de um único pé dificulta o equilíbrio, tendo em vista a diminuição da área de apoio.

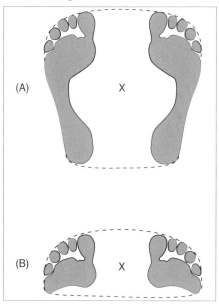

FIGURA 3.2 (A) Projeção (X) da linha de ação da força peso que passa pelo *CG* de uma pessoa em pé, sobre a área delimitada pela posição de seus pés. (B) A mesma projeção (X) é feita sobre a área de apoio delimitada pelas pontas dos pés.

Uma observação importante com relação à posição do *CG* é que ele pode estar localizado fora do corpo, visto que é função da distribuição da sua massa, como será visto mais adiante. Isso foi ilustrado na Figura 3.1 para a cadeira e para a equilibrista com a vara.

A Figura 3.3 mostra a professora de ioga Rosely Marques Baldassin na postura chamada de arado (halasana). Nessa postura, o *CG* fica ligeiramente fora do corpo, como está marcado com uma esferinha branca na foto. Essa postura, embora seja de execução difícil, é de estabilidade razoável. É uma postura que regula as atividades da glândula tireoide.

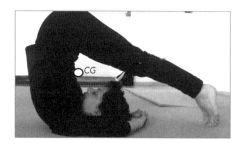

FIGURA 3.3 A professora de ioga Rosely Marques Baldassin em postura de arado. Imagem cedida por E. Okuno.

Observa-se, ainda, que, quando o centro de gravidade estiver abaixo do ponto de apoio, consegue-se uma situação de grande estabilidade, pois o torque da força peso produz uma oscilação que, amortecida, leva ao equilíbrio quando ocorre o alinhamento vertical entre o ponto de apoio e o *CG*. A Figura 3.4 mostra um pássaro de plástico com as asas abertas, que se equilibra apoiado sobre seu bico. Isso se deve a massinhas de chumbo colocadas nas pontas de suas asas, o que desloca seu *CG* para fora do corpo, logo abaixo do bico, mais ou menos na altura das massinhas de chumbo.

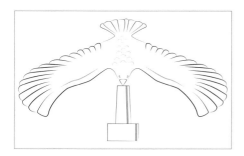

FIGURA 3.4 Pássaro equilibrista com *CG* abaixo de seu bico.

Agora é possível entender porque um bebê não sai andando, mas, sim, engatinhando: um dos motivos é porque, com as mãos e as pernas no chão, a área sobre a qual a linha de ação da força peso, vertical, que passa pelo *CG*, pode cair é a maior possível. Além disso, o *CG* fica mais próximo do chão na postura de engatinhar do que em pé, reforçando o controle sobre o equilíbrio.

Quem pratica ioga sabe que a postura de lótus é a ideal para meditação, pois a área de base em contato com o solo é grande e o *CG* fica próximo do solo, permitindo grande estabilidade.

EXERCÍCIO 3.1

Analise cada situação ilustrada na Figura 3.1 e determine se o corpo permanece na posição representada ou se roda. No caso de rotação, especifique se o sentido de giro é horário ou anti-horário.

EXERCÍCIO 3.2

Inicialmente, você está com toda a parte traseira do seu corpo, desde o calcanhar até a cabeça, em contato com uma parede. A seguir, você se curva aos poucos e, com os braços estendidos, tenta tocar os pés com as mãos sem dobrar os joelhos.

a) Até que ponto você consegue chegar? Justifique.
b) Faça um esboço do seu corpo nesse ponto.
c) Coloque nele o *CG* do seu corpo, a força peso e a força normal.
d) De que depende basicamente o *CG* de um corpo humano?

EXEMPLO 3.1

Discuta sobre a localização do *CG* do corpo de uma pessoa inicialmente sentada em uma cadeira e no instante em que fica em pé, ao se levantar dela.

Quando sentada sobre uma cadeira, a linha de ação da força peso que passa pelo *CG* atravessa mais ou menos o centro geométrico do assento e cai no centro geométrico da área delimitada pelas pernas da cadeira, que é a área de suporte, acrescida pelas áreas dos dois pés da pessoa no chão. Ao levantar, como a linha de ação da força peso que passa pelo *CG* deve cair na área delimitada pela base/suporte, que agora serão os dois pés, a pessoa tem de se inclinar para a frente. Isso pode ser facilitado se os braços forem estendidos para a frente.

MÉTODO PRÁTICO DE DETERMINAÇÃO DO CENTRO DE GRAVIDADE

Justificada a importância de se conhecer a posição do *CG*, resta saber como determiná--lo em um corpo qualquer. Inicialmente, será considerado o método prático também chamado de método da pendura.

Na Figura 3.5, o método foi aplicado a um corpo plano, como uma folha de papel retangular e homogênea. Inicialmente, escolhe-se um eixo de rotação perpendicular a essa folha, que é presa à parede com um percevejo por esse eixo, mas com possibilidade dela girar. Ao soltá-la, ela roda até atingir o equilíbrio na situação final. Surgem então duas questões:

a) Por que a folha roda quando é solta?
b) Por que a folha para de rodar e permanece, em uma dada posição, na situação final?

Para responder a essas questões, basta considerar o torque da força peso com relação ao eixo de rotação definido no ponto em que a folha está presa na parede. Certamente, é possível considerar que o *CG* da folha não está no eixo de rotação, mas a alguma distância dele, como se pode ver na Figura 3.5 na situação inicial. Assim, haverá braço de força para o peso, cujo torque fará a folha girar, e com isso, responde-se à primeira questão.

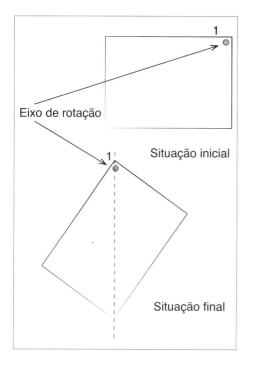

FIGURA 3.5 Representação da situação proposta para ilustrar o método prático de determinação do CG mostrando a folha de papel em sua posição inicial e final.

Para explicar por que a folha para de girar, estabelecendo-se na situação final, deve-se observar que, se não há rotação, é porque não há torque. Este, por sua vez, é calculado por meio do produto do peso pelo braço desse peso. Como o peso não mudou, conclui-se que o que mudou foi o braço dessa força, que passou a ser zero. Para isso acontecer, é necessário que a linha de ação da força peso que passa pelo CG do corpo esteja na vertical e passe pelo eixo de rotação, como mostra a Figura 3.6 na situação final. Esta é a resposta para a segunda questão.

Passando à determinação propriamente dita do CG, traça-se uma reta vertical pontilhada, como mostram as Figuras 3.5 e 3.6 na situação final, passando pelo eixo de rotação. O CG deve pertencer a essa reta. A determinação exata do CG é conseguida repetindo-se o procedimento anterior a partir de uma segunda vertical desenhada com relação a um segundo eixo de rotação por onde a folha foi presa à parede, como mostrado na Figura 3.6. O CG tem de estar também nessa segunda reta traçada. A única maneira de um ponto pertencer a duas retas distintas é existir um cruzamento entre elas. Tal posição corresponde, então, ao CG do corpo.

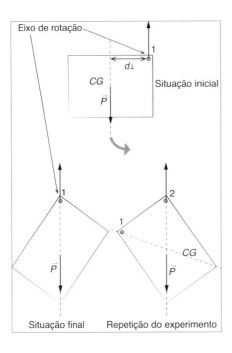

FIGURA 3.6 Representação da situação proposta para a determinação do *CG* mostrando as forças aplicadas e o efeito do torque que faz a folha girar no sentido anti-horário da situação inicial para a final. Na situação final, o torque é nulo. Na repetição do experimento, a folha é pendurada pelo eixo 2 de rotação.

Resumindo, o método da pendura para se determinar o *CG* de um corpo consiste em pendurar um objeto por um ponto e, na situação de equilíbrio, traçar a vertical que corresponde à linha de ação da força peso. Repete-se uma ou mais vezes tal procedimento, pendurando-se novamente o objeto por um ponto diferente do primeiro. O *CG* tem de estar em cada uma dessas linhas de ação, e o único ponto que pertence a todas essas linhas é o que corresponde ao cruzamento delas. No caso de objetos bidimensionais, é necessário pendurar o corpo por, no mínimo, dois eixos de rotação distintos, mas, no caso de corpos tridimensionais, recomendam-se pelo menos três eixos de rotação.

Cabe ainda salientar que, sendo o *CG* o ponto do corpo onde a força peso age, consegue-se equilibrá-lo pendurando ou suportando-o por um local tal que a linha de ação da força que sustenta o corpo passe pelo seu *CG*.

Os *CG* de corpos ou de partes do corpo humano foram obtidos usando cadáveres, com o método prático da pendura.

EXERCÍCIO 3.3

Recorte uma figura plana qualquer, em cartolina, como a ilustrada a seguir, e determine seu *CG* pelo método prático. Sugere-se fazer o mesmo desenhando uma gestante aos nove meses de gravidez.

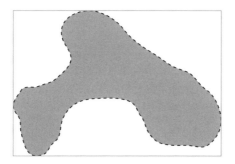

EXERCÍCIO 3.4

Determine, pelo método prático, o CG de um cabide e explique por que ele se equilibra ao ser pendurado em uma barra no armário.

EXERCÍCIO 3.5

Considere o ginasta em equilíbrio na posição mostrada na figura.
  a) Estime o local do CG do corpo todo, sem calcular, considerando que ele está em equilíbrio.
  b) Desenhe as forças aplicadas no corpo do ginasta.
  c) Ele poderia ficar nessa postura mais elegantemente, endireitando as costas (deixando-as retas)? Discuta.

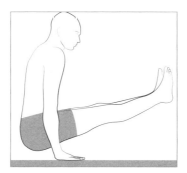

EXERCÍCIO 3.6

Um homem de 70 kg e 1,70 m de altura está em pé com a parte traseira encostada em uma parede, sem forçá-la, e mantém os braços na horizontal, com um objeto nas mãos. O comprimento de seus pés é de 27 cm. A massa de partes do corpo e do objeto e as coordenadas do CG desse conjunto (x,y) estão na Tabela 3.1.

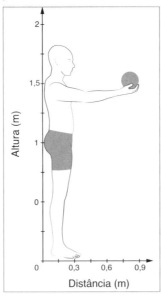

Tabela 3.1 Massas e coordenadas

Parte do corpo	Massa (kg)	x (m)	y (m)
Cabeça + tronco + pernas + pés	61,4	0,10	1,00
2 (braços + antebraços + mãos)	8,6	0,45	1,30
Objeto	2,0	0,75	1,40

a) Calcule o CG do corpo todo com o objeto nas mãos.
b) Calcule a força normal exercida pelo solo nos pés e determine sua localização.
c) Desenhe em escala todas as forças aplicadas nesse homem.
d) Discuta, justificando, o que é mais fácil: segurar o objeto nos cotovelos ou nas mãos.

EXEMPLO 3.2

Enfiando um fio em uma aliança, ela se equilibra igualmente, qualquer que seja o local por onde passa o fio. Explique o porquê.

Isso acontece porque a aliança tem forma simétrica e seu CG fica exatamente em seu centro. Por onde quer que se passe o fio para pendurá-la, a força normal ali aplicada e o peso no CG estarão sempre alinhados, como pode ser visto na figura a seguir.

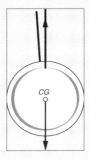

MÉTODO ANALÍTICO DE DETERMINAÇÃO DO CENTRO DE GRAVIDADE

A Figura 3.7 representa um corpo plano que pode ser imaginado como constituído por um número muito grande de pequenos pedaços, aqui designadas massas elementares. A massa total, M^*, corresponderá à soma das massas elementares m_1, m_2, etc. e, portanto, o peso resultante desse corpo, P, corresponderá à soma das forças peso que atuam em cada um desses pedaços. O CG genérico está representado na Figura 3.8.

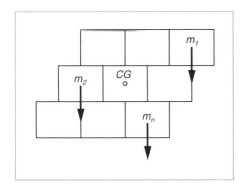

FIGURA 3.7 Ilustração de um corpo extenso constituído por numerosas massas elementares. O peso resultante desse corpo atua no CG genérico representado na figura. As setas verticais orientadas para baixo representam os pesos elementares. Somente três delas estão desenhadas.

---

* Note que esté sendo usado o mesmo símbolo *M* para momento de uma força e massa total.

As relações matemáticas que descrevem massa e peso totais são dadas por:

$$M = m_1 + m_2 + \ldots + m_n = \sum_{i=1}^{n} m_i \qquad (3.1)$$

$$P = P_1 + P_2 + \ldots + P_n = \sum_{i=1}^{n} P_i \qquad (3.2)$$

$$Mg = m_1 g + m_2 g + \ldots + m_n g = \sum_{i=1}^{n} m_i g \qquad (3.3)$$

Em que g é a aceleração da gravidade.

Busca-se agora determinar analiticamente as coordenadas do *CG*. Para isso, analisa-se a figura plana anterior definindo um ponto que corresponda à origem de um sistema de coordenadas (x,y). Além disso, considera-se que esse corpo esteja suspenso pela origem (0,0) do sistema de coordenadas, com o eixo y na vertical, como mostra a Figura 3.8.

Como no caso da análise pelo método prático, o corpo suspenso fica sujeito ao torque da força peso com relação à origem do sistema de coordenadas que, no caso, é também o eixo de rotação. O torque resultante pode ser calculado a partir da soma de cada torque elementar, por causa da ação da força peso em cada massa elementar, ou a partir do torque da força peso resultante que atua no *CG*, onde estaria concentrada toda a massa do corpo e cujas coordenadas se quer determinar. No caso da Figura 3.8, os braços das forças peso elementares com relação à origem do sistema de coordenadas correspondem às coordenadas x de cada massa elementar.

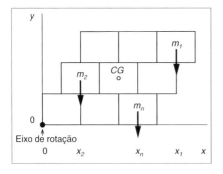

FIGURA 3.8 Ilustração de um corpo extenso constituído por numerosas massas elementares. Neste caso, o eixo y está na vertical, na mesma direção dos vetores das forças pesos elementares e do peso resultante que atua no *CG*, cujas coordenadas se deseja determinar. As setas verticais orientadas para baixo representam alguns pesos elementares.

As relações matemáticas que descrevem a igualdade entre o torque do peso total do corpo agindo no *CG* e a soma dos torques dos pesos elementares sobre cada massa elementar são dadas por:

$$Px_{CG} = P_1x_1 + P_2x_2 + \ldots + P_nx_n = \sum_{i=1}^{n} P_ix_i \qquad (3.4)$$

Substituindo os pesos pelos produtos das massas pela aceleração da gravidade *g*:

$$Mgx_{CG} = m_1gx_1 + m_2gx_2 + \ldots + m_n gx_n = \sum_{i=1}^{n} m_igx_i \qquad (3.5)$$

A coordenada x_{CG} do *CG* é obtida, isolando-a na Equação 3.5. Observa-se ainda que a aceleração da gravidade pode ser cancelada em ambos os lados dessa Equação considerando-se constante seu valor no local onde se encontra o corpo. Pode-se escrever:

$$x_{CG} = \frac{m_1x_1 + m_2x_2 + \ldots + m_nx_n}{M} = \frac{\sum_{i=1}^{n} m_ix_i}{M} \qquad (3.6)$$

A determinação da coordenada y_{CG} do *CG* é obtida por uma análise semelhante àquela feita sobre a Figura 3.8. No entanto, será aqui feita uma rotação do sistema de coordenadas sem alterar a disposição do corpo com relação aos eixos *x* e *y*. A Figura 3.9 ilustra essa nova situação, em que o eixo *x* está na vertical, na direção da linha de ação da força peso. Novamente, o torque resultante pode ser calculado a partir da soma de cada torque elementar, ou a partir do torque da força peso resultante que atua no *CG*. No caso da Figura 3.9, os braços das forças peso elementares com relação à origem do sistema de coordenadas correspondem às coordenadas *y* de cada massa elementar.

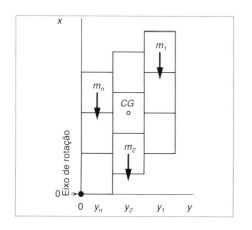

FIGURA 3.9 Ilustração do mesmo corpo extenso da Figura 3.8, mas com uma rotação dos eixos x y de modo que o eixo x fique na vertical, na mesma direção dos pesos elementares e do peso resultante que atua no CG, cujas coordenadas se deseja determinar. As setas verticais orientadas para baixo representam alguns pesos elementares.

Analogamente ao que foi feito para se determinar a coordenada x_{CG} do CG, podemos escrever:

$$Py_{CG} = P_1y_1 + P_2y_2 + \ldots + P_ny_n = \sum_{i=1}^{n} P_iy_i \tag{3.7}$$

Que também pode ser escrito:

$$Mgy_{CG} = m_1gy_1 + m_2gy_2 + \ldots + m_ngy_n = \sum_{i=1}^{n} m_igy_i \tag{3.8}$$

E de onde podemos extrair y_{CG}:

$$y_{CG} = \frac{m_1y_1 + m_2y_2 + \ldots\ldots + m_ny_n}{M} = \frac{\sum_{i=1}^{n} m_iy_i}{M} \tag{3.9}$$

Uma análise análoga à realizada para se determinar as coordenadas x_{CG} e y_{CG} do CG poderia ser feita para uma terceira coordenada, z, ortogonal às coordenadas x e y. Isso completaria a determinação das coordenadas do centro de massa de um corpo extenso, com volume. Tal coordenada seria dada por:

$$z_{CG} = \frac{m_1z_1 + m_2z_2 \ldots\ldots + m_nz_n}{M} = \frac{\sum_{i=1}^{n} m_iz_i}{M} \tag{3.10}$$

As expressões para as coordenadas do CG eqs. 3.6, 3.9 e 3.10 correspondem, na verdade, ao que se chama centro de massa do corpo. Essa identidade se deve ao fato de que, na dedução das coordenadas do CG, a aceleração da gravidade, g, foi simplificada nas expressões matemáticas. Como dito antes, isso só pode ser feito porque o valor de g foi considerado constante, o que é verdade para corpos pequenos em comparação ao tamanho da Terra. Quando isso não for verdade, o CG não corresponde ao centro de massa.

Uma observação importante deve ser feita com relação à origem do sistema de coordenadas. Para a dedução das coordenadas do centro de massa, coloca-se a origem no eixo de rotação estipulado e baseia-se a análise no torque da força peso. No entanto, as expressões matemáticas obtidas envolvem apenas as massas elementares e suas respectivas coordenadas, limitando-se, assim, à distribuição espacial da massa de um corpo. Desse modo, é possível escolher uma origem qualquer para o sistema de coordenadas. Recomenda-se, então, que essa escolha seja feita de modo a simplificar os cálculos. Um exemplo disso seria escolher uma origem tal que parte significativa dos torques dos pesos elementares tenha valor zero para uma das coordenadas. Isso facilita muito o cálculo. Observa-se ainda que as coordenadas dos elementos de massa podem ser positivas ou negativas.

EXEMPLO 3.3

Determine as coordenadas dos CG da figura:

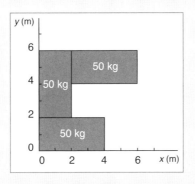

$$X_{CG} = \frac{50 \text{ kg} \times 1 \text{ m} + 50 \text{ kg} \times 2 \text{ m} + 50 \text{ kg} \times 4 \text{ m}}{150 \text{ kg}} = 2{,}33 \text{ m}$$

$$y_{CG} = \frac{50 \text{ kg} \times 1 \text{ m} + 50 \text{ kg} \times 4 \text{ m} + 50 \text{ kg} \times 5 \text{ m}}{150 \text{ kg}} = 3{,}33 \text{ m}$$

Neste caso, observa-se que o CG está fora do corpo.

EXERCÍCIO 3.7

Determine as coordenadas do CG da figura:

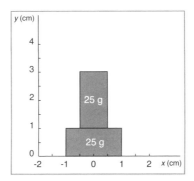

EXEMPLO 3.4

Considere a perna de uma pessoa flexionada em ângulo reto. As coordenadas do centro de massa da coxa, da perna e do pé estão listadas na Tabela 3.2. As massas da coxa, perna e pé são, respectivamente, de: $0,106\,M$, $0,046\,M$ e $0,017\,M$, sendo M a massa total do corpo. Determine o CG do conjunto coxa/perna/pé dessa pessoa nessa postura.

Tabela 3.2 Coordenadas e massa

Parte	x (cm)	y (cm)	massa
Coxa	17,3	51,3	$0,106M$
Perna	42,5	32,8	$0,046M$
Pé	45,0	3,3	$0,017M$

$$X_{CG} = \frac{0,106\,M \times 17,3 + 0,046\,M \times 42,5 + 0,017\,M \times 45,0}{(0,106 + 0,046 + 0,017)\,M}$$

$x_{CG} = 26,9$ cm

$$Y_{CG} = \frac{0,106\,M \times 51,3 + 0,046\,M \times 32,8 + 0,017\,M \times 3,3}{(0,106 + 0,046 + 0,017)\,M}$$

$y_{CG} = 41,4$ cm

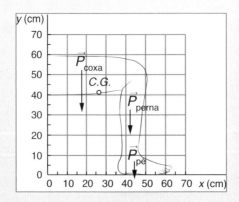

EXERCÍCIO 3.8

Calcule o CG do conjunto coxa/perna/pé do Exemplo 3.4 na postura em pé. As coordenadas x_{CG} de cada parte são, respectivamente, 42,5 cm, 42,5 cm e 45,0 cm, e as coordenadas y_{CG}, 76,6 cm, 32,8 cm e 3,3 cm.

EXERCÍCIO 3.9

Considere a seguinte simulação com formas geométricas regulares para o corpo de uma pessoa, e que essa pessoa seja você. A Tabela 3.3 explicita uma estimativa das massas percentuais aproximadas de cada parte do corpo humano. Represente o CG de cada parte em seu centro geométrico e determine as coordenadas do seu CG simulado pela Figura 3.10. Considere a sua massa total e sua altura. Utilize uma trena ou fita métrica a fim de determinar as coordenadas (x, y, z) dos centros de gravidade com relação à origem do sistema de coordenadas localizado no chão entre seus pés.

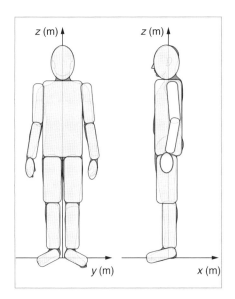

FIGURA 3.10 Corpo simulado de um homem.

Tabela 3.3 Massas percentuais das partes do corpo humano

Partes do corpo	Massa (% da massa total do corpo)
Cabeça	6,9
Tronco-pescoço	46,1
Braços (2)	6,6
Antebraços (2)	4,2
Mãos (2)	1,7
Coxas (2)	21,5
Pernas (2)	9,6
Pés (2)	3,4
Total (corpo)	100,0

O CG de uma pessoa em pé, ereta, com os braços ao longo do corpo, está sobre uma linha vertical que toca o chão a cerca de 3,0 cm na frente da junção do tornozelo. Sua localização é ligeiramente anterior à segunda vértebra sacral ou a 58% da altura dessa pessoa, desde o chão. O CG relativamente alto nos seres humanos torna seu equilíbrio não muito estável. Como o CG depende da distribuição de massa, qualquer modificação na postura o desloca. Como os homens têm ombros mais largos que as mulheres e elas têm quadris mais largos, em pé, o CG nos homens está ligeiramente mais alto do que nas mulheres em relação ao chão. As mulheres, nos últimos meses de gravidez, têm o CG deslocado para a frente e, para se equilibrarem, caminham colocando o tórax e a cabeça um pouco para trás, em uma postura que as faz parecer muito orgulhosas. Pessoas que tiveram a perna ou o braço amputado ficam com o CG alterado e têm de treinar para se equilibrarem.

Nos Exercícios 2.2 e 2.3, foram discutidas as dificuldades de se fazer abdominais, deitado de costas, com os braços cada vez mais próximos da cabeça e a postura de vela da ioga durante o levantamento das pernas, quando elas estiverem mais próximas do solo. O principal parâmetro envolvido nesses exercícios é a mudança do CG, que resulta em um braço da força maior e, em consequência, um torque maior.

EQUILÍBRIO ESTÁVEL, INSTÁVEL E INDIFERENTE

As considerações feitas até aqui, neste capítulo, permitem classificar resumidamente as condições de equilíbrio de um corpo com relação à ação de seu peso.

Fisicamente, o grau de estabilidade de um corpo depende de quatro fatores:

a) Altura do CG em relação ao chão – quanto mais baixo for o CG, mais estável.
b) Tamanho da base de sustentação – quanto maior a base, maior a estabilidade.
c) Localização da linha de ação imaginária vertical da força peso que passa pelo CG em relação à área da base de sustentação – quanto mais no centro da área da base cair essa linha, maior a estabilidade.
d) Peso do corpo – quanto maior for o peso, mais estável.

O equilíbrio de um corpo depende da existência ou não do torque da força peso que atua no seu CG, como já foi discutido. Se este torque é zero, o corpo encontra-se em equilíbrio. Para isso, basta que a linha imaginária que passa pelo CG se situe sobre o ponto, ou base de apoio, que, fora do equilíbrio, tornar-se-á um eixo de rotação. Existem três tipos de equilíbrio.

Quando o corpo e seu CG sofrem um deslocamento e o corpo e seu CG tendem a retornar à sua posição original, diz-se que o corpo está em equilíbrio estável.

Isso ocorre porque, na situação intermediária, o peso exerce um torque que acarreta giro em sentido horário, de acordo com a Figura 3.11, que restitui sua posição original. Nessa posição, a linha vertical que passa pelo CG cai sobre a base de apoio, que, no caso, não é um ponto, mas sim a correspondente área da base.

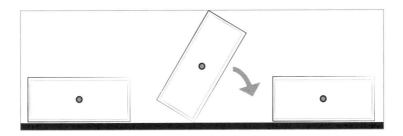

FIGURA 3.11 Corpo em equilíbrio estável, pois retornará a sua posição original quando liberado, após sofrer deslocamento como o indicado.

Se o corpo e seu CG forem deslocados de suas posições originais e não tenderem a voltar, mas assumirem nova posição, diz-se que o corpo está em equilíbrio instável. Neste caso, o torque da força peso na posição intermediária acarreta giro no sentido horário, de acordo com a Figura 3.12, que leva o corpo a assumir uma nova posição, sua posição final. Na posição intermediária, a linha vertical que passa pelo CG fica fora da base de apoio, fazendo o giro decorrente do torque do peso levar a uma nova posição.

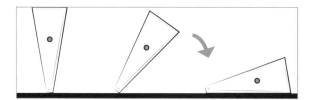

FIGURA 3.12 Corpo em equilíbrio instável. Assumirá nova posição quando liberado após sofrer deslocamento, conforme indicado.

O equilíbrio neutro ou indiferente se refere ao deslocamento do corpo e de seu *CG* de forma tal que a força peso tem sempre torque zero com relação ao ponto de apoio. Isso significa que o corpo permanecerá na posição em que for colocado. Essa situação está ilustrada na Figura 3.13.

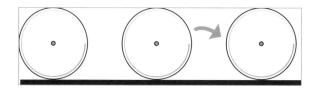

FIGURA 3.13 Corpo em equilíbrio indiferente, pois permanecerá na posição em que for liberado após deslocamento, conforme indicado.

EXEMPLO 3.5

Considere um adulto de 70 kg e 1,70 m de altura sentado no chão com os braços cruzados e com as pernas esticadas. Não é muito fácil permanecer nessa postura durante muito tempo. A figura a seguir mostra o corte lateral e a Tabela 3.4 dá as coordenadas x e y dos *CG* de alguns segmentos, assim como as respectivas massas. Os *CG* da cabeça, pescoço-tronco-braços cruzados estão alinhados em uma vertical que dista da planta do pé 81 cm.

(continua)

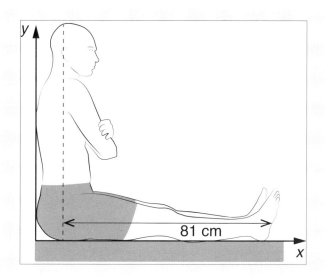

Tabela 3.4 Coordenadas e massas

Parte do corpo	x (cm)	y (cm)	Massa (kg)
Cabeça	10,0	77,5	4,8
Pescoço-tronco-braços cruzados	10,0	36,0	41,1
Coxas (ambas)	19,0	10,0	15,0
Pernas (ambas)	60,0	10,0	6,7
Pés (ambos)	88,0	10,0	2,4

a) Calcule as coordenadas x_A e y_A do CG do conjunto cabeça, pescoço-tronco--braços cruzados.
b) Calcule as coordenadas x_B e y_B do CG do conjunto coxas-pernas-pés.
c) Calcule as coordenadas x_{CG} e y_{CG} do CG do corpo dessa pessoa e explique por que essa postura não é confortável.

(continua)

a) Não é necessário calcular a coordenada x_A, pois todos os segmentos estão alinhados a 10 cm. Portanto, basta calcular a coordenada y_A:

$$y_A = \frac{77,5 \times 4,8 + 36,0 \times 41,1}{45,9} = 40,3 \text{ cm}$$

$x_A = 10 \text{ cm}$

b) Nesse caso, não é preciso calcular a coordenada y_B que é igual para todos os segmentos e vale 10 cm. Então, calcula-se a coordenada x_B:

$$y_B = \frac{19,0 \times 15,0 + 60,0 \times 6,7 + 88,0 \times 2,4}{24,1} = 37,3 \text{ cm}$$

$y_B = 10 \text{ cm}$

c) Agora, é preciso calcular ambas as coordenadas, a partir das respostas obtidas em a) e b):

$$x_{CG} = \frac{10,0 \times 45,9 + 37,3 \times 24,1}{70,0} = 19,4 \text{ cm}$$

$$y_{CG} = \frac{40,3 \times 45,9 + 10,0 \times 24,1}{70,0} = 29,9 \text{ cm}$$

Com base nos últimos resultados, isto é x_{CG} e y_{CG}, levando em conta os quatro fatores relacionados com o equilíbrio de um corpo, é possível analisar a razão do desconforto nessa postura:

1) A altura do CG do corpo nessa postura é razoavelmente baixa, dando bom equilíbrio.
2) O tamanho da base de sustentação é grande, fornecendo bom equilíbrio.
3) Entretanto, a linha vertical que passa pelo CG está deslocada do centro da base de sustentação, estando mais próxima dos quadris. Portanto, nessa postura, a tendência é inclinar o tronco para a frente, aumentando assim o x_{CG}, tentando aproximar a linha vertical, que passa pelo CG, do centro da base de sustentação.

EXERCÍCIO 3.10

Analise agora a facilidade ou não e sua causa ao permanecer na postura em que se fica deitado e o conjunto coxas-pernas-pés fica na vertical. A postura é a mesma que a do Exemplo 3.5, só que com uma rotação de 90°. O que será mais fácil: a postura do Exemplo 3.5 ou a deste exercício? Justifique sua resposta.

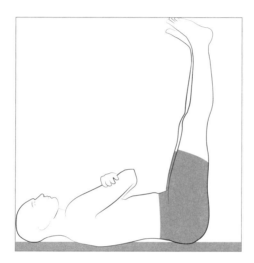

MOVIMENTO DO CENTRO DE GRAVIDADE

Considere uma raquete em movimento de translação, como mostra a Figura 3.14A. Quando um corpo sofre somente translação, todos os pontos do corpo também sofrem a mesma translação, do mesmo modo que o CG do corpo. Assim, o movimento do CG de um corpo recebe o nome de movimento de translação do corpo.

Entretanto, quando o mesmo corpo roda enquanto se desloca, como o caso da raquete lançada por uma pessoa para outra, que gira e volteia em torno de um eixo, mostrada na Figura 3.14B, somente o CG se desloca em trajetória parabólica simples. Cada massa elementar executa um movimento diferente do outro e a trajetória não é tão simples como a do CG.

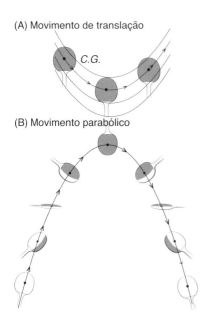

FIGURA 3.14 (A) Movimento de translação de uma raquete. (B) Movimento de uma raquete lançada por uma pessoa para outra.

Quando um mergulhador salta de um trampolim, ele modifica a forma do corpo durante a queda e cada parte do corpo executa uma trajetória diferente, complicada, mas a trajetória do CG é descrita por uma parábola, que pode ser escrita matematicamente.

RESPOSTAS DOS EXERCÍCIOS
Exercício 3.1
a) O equilibrista não sofre rotação.
b) A cadeira roda no sentido horário.
c) A praticante de ioga mantém-se na postura sem rodar.
d) Enquanto a pessoa mantiver a linha vertical que passa pelo seu CG sobre os pés de apoio, ela não roda.
e) Quando a linha de ação da força peso que passa pelo CG da pessoa ultrapassar os pés, ela roda em sentido anti-horário.

Quando a linha de ação da força peso que passa pelo CG não estiver alinhada com a força normal que passa pelo ponto de apoio, existe o braço da força peso e, portanto, o torque que leva à rotação.

Exercício 3.2
a) Consigo me inclinar até o instante em que a linha de ação da força peso que passa pelo CG do corpo ainda cai na área de apoio delimitada pela ponta dos dedos dos pés.
d) O CG de um corpo depende basicamente da distribuição de massa.

Exercício 3.4
Dependendo de seu formato e material, o CG de um cabide pode ficar fora do cabide (no ar) ou nele, mas sempre abaixo do ponto em que ele fica apoiado quando pendurado em um armário. Esta é uma situação de grande estabilidade, visto que o torque da força peso (peso do cabide mais peso da roupa nele pendurada) será sempre zero quando pendurado. Mesmo deslocado, ele roda sempre, voltando à posição de equilíbrio.

Exercício 3.5
a) Visto que o ginasta está em equilíbrio, a força peso e a força normal devem estar alinhadas, isto é, a linha de ação da força peso deve cair na área delimitada pelas mãos.
c) Provavelmente não, pois a linha de ação da força peso cairá fora da área delimitada pelas mãos, e o ginasta rodará.

Exercício 3.6
a) $x_{CG} = 0,16$ m, $y_{CG} = 1,05$ m.
d) Nos cotovelos, pois o torque da força peso do objeto é menor do que quando o objeto estiver nas mãos, e o músculo que irá fazer força para equilibrar esse torque fará menos força.

Exercício 3.7
$x_{CG} = 0$ cm; $y_{CG} = 1,25$ cm.

Exercício 3.8
$x_{CG} = 42,75$ cm; $y_{CG} = 57,30$ cm.

Exercício 3.9
A localização do CG varia de pessoa para pessoa e depende da altura e do peso de partes do corpo.

Exercício 3.10
Analogamente ao que foi colocado no Exemplo 3.5, a linha vertical que passa pelo CG do conjunto coxas-pernas-pés está na base de apoio, sobre os quadris. Há uma tendência a inclinar o conjunto coxas-pernas-pés para o lado em que fica a cabeça, na tentativa de aproximar a linha vertical, que passa pelo CG das coxas-pernas-pés, do centro da base de sustentação. Essa postura é relativamente mais fácil do que a do Exemplo 3.5, uma vez que, neste caso, a linha vertical que passa pelo CG do corpo está mais próxima do centro da área da base.

ROTAÇÕES

Movimentos de rotação têm origem em um torque resultante externo ou são por ele modificados. A dificuldade em alterar o estado de rotação de um corpo depende da maneira como sua massa é distribuída ao redor do eixo de rotação. Para dois corpos de mesma massa, aquele que tiver distribuição de massa mais próxima do eixo de rotação apresentará menor resistência à alteração de seu movimento de rotação.

OBJETIVOS

- Investigar as grandezas físicas momento de inércia e momento angular
- Analisar as grandezas físicas que se conservam na rotação
- Relacionar a alteração na distribuição de massa de um sistema giratório com modificações em sua velocidade angular
- Investigar essas grandezas no corpo humano

MOMENTO DE INÉRCIA

Nas atividades de atletas de diferentes modalidades, de artistas circenses, de bailarinos ou patinadores, os movimentos de rotação são muito comuns. Além disso, todas as rodas de automóveis, bicicletas e muitos eletrodomésticos, como liquidificadores, centrifugadores e ventiladores, também funcionam com base em movimentos rotacionais. Neste capítulo, serão aplicados conceitos de Física para explicar algumas das características relacionadas a movimentos de rotação.

Nos movimentos de translação, o estado de movimento de um corpo só se altera se uma força resultante, F^*, não nula atuar sobre ele. Em outras palavras, pode-se dizer que, se um corpo estiver parado, ele continuará parado e, se ele estiver se deslocando com velocidade constante, assim continuará, se não lhe for aplicada uma força resultante F, aqui chamada simplesmente de força F (primeira lei de Newton, já apresentada no Capítulo 1). Caso contrário, isto é, se for aplicada uma força F sobre um corpo, ele sofrerá aceleração**, a, e quanto maior a intensidade da força, F, maior a aceleração adquirida pelo corpo (segunda lei de Newton, já apresentada no Capítulo 1). Para esse mesmo corpo, duplicando a força, a aceleração se duplica, e triplicando a força, a aceleração se triplica, e assim por diante. Matematicamente (Equação 4.1), pode-se então escrever que F/a é constante para um dado corpo. Esta constante é característica de um dado corpo e é a massa m do corpo.

$$\frac{F}{a} = m \quad \text{ou} \quad F = ma \tag{4.1}$$

Essa equação indica que, para uma dada força F aplicada, quanto maior a massa do corpo, menor será a aceleração adquirida por ele. Portanto, a massa do corpo é uma medida de inércia do corpo, uma vez que implica a dificuldade em acelerar, assim como em desacelerar um corpo. O tuiuiú (*Jabiru mycteria*) é a ave símbolo do Pantanal matogrossense que pode chegar a pesar até 10 kg. Ele precisa correr muito para adquirir velocidade suficiente para levantar voo, e aterrissa de maneira desengonçada, diferentemente de outras aves voadoras, com massa menor, que o fazem elegantemente. A inércia de um corpo é diretamente proporcional à sua massa. Observa-se ainda que, para os movimentos de translação, a maneira como a massa é distribuída no corpo não é importante.

---

*Neste capítulo, serão usados somente os módulos das grandezas vetoriais, como força, velocidade, aceleração, torque, momento angular, etc. Portanto, eles aparecem em itálico, mas não em negrito.

** Aceleração é a variação da velocidade em um dado intervalo de tempo: $a = \Delta v/\Delta t$

Nos movimentos de rotação de um corpo ao redor de um eixo, seu estado de movimento só se altera se sobre ele atuar um torque ou momento M de força resultante. Está sendo usado o mesmo símbolo M para torque e para massa total de um corpo sólido. Aqui, a dificuldade em alterar o estado de rotação depende não só da massa, mas da maneira como ela é distribuída ao redor do eixo de rotação. A Equação 4.2 é equivalente à 4.1 para movimentos de rotação:

$$\frac{M}{\alpha} = I \quad \text{ou} \quad M = I\alpha \tag{4.2}$$

sendo M a intensidade do torque resultante, I, o momento de inércia e α, a aceleração angular.

As grandezas físicas das Equações 4.1 e 4.2 que se correspondem são: $M \leftrightarrow F$, $I \leftrightarrow m$, $\alpha \leftrightarrow a$.

Da mesma maneira que a massa, m, é uma medida da inércia de um corpo em movimentos de translação, o momento de inércia, I, é uma medida da inércia rotacional, que implica dificuldade em aumentar ou diminuir a aceleração angular. O momento de inércia aumenta tanto com o aumento da massa como com a distância que caracteriza a distribuição dessa massa ao redor do eixo de rotação e, portanto, será tanto maior quanto maior for essa distância. Por isso, tanto a forma como a massa de um objeto determinam o grau de dificuldade em colocá-lo girando, como mostra a Figura 4.1.

Os três tipos de roda da Figura 4.1 têm a mesma massa, mas a forma delas é diferente, isto é, a distribuição de massa ao redor do eixo de rotação é diferente. A massa da roda como um todo está mais afastada do eixo de rotação em (A) do que em (B), e desta do que em (C). Depois de um certo intervalo de tempo, após a aplicação de um mesmo torque, a roda (C) terá dado mais voltas que a roda (B) e o número de voltas da roda (A) será o menor, pois ela tem o maior momento de inércia I.

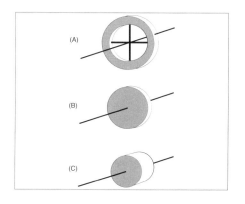

FIGURA 4.1 Três rodas de mesma massa, mas com formas diferentes. As diferentes distribuições de massa em relação ao eixo de rotação determinam dificuldades específicas para atingir uma dada velocidade angular, bem como para pará-las, se for o caso.

Para chegar a uma expressão matemática que permita definir momento de inércia, analise-se uma partícula de massa m girando com uma velocidade angular, ω, ao redor de um eixo de rotação, mostrada na Figura 4.2 (circunferência maior). A velocidade angular, descrita pela Equação 4.3, é dada pela razão entre o ângulo $\Delta\theta$ varrido pela partícula de massa m e o tempo transcorrido, Δt.

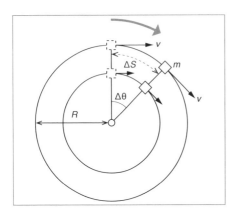

FIGURA 4.2 Uma partícula de massa m executa um movimento circular. Ela varre um ângulo $\Delta\theta$ em um intervalo de tempo Δt.

$$\omega = \frac{\Delta\theta}{\Delta t} \tag{4.3}$$

A velocidade angular, no SI, deve ser expressa em radianos por segundo (rad/s). Note que 2π rad = 6,28 rad = 360°. Vale lembrar que $\omega = 2\pi f$, sendo f a frequência de rotação, medida em rotações por segundo (rps), que recebe o nome especial de hertz, abreviado por Hz no SI e, portanto, 1 Hz = 1/s = s^{-1}.

A variação do ângulo $\Delta\theta$ corresponde ao arco ΔS descrito pela partícula dividido pelo raio R. Considerando-se que a velocidade de translação – também chamada velocidade linear, v – corresponde à razão entre a distância percorrida, ΔS, e o intervalo de tempo correspondente, é possível estabelecer uma relação entre os módulos das velocidades de translação v e angular ω:

$$\omega = \frac{\Delta S}{R\Delta t} = \frac{v}{R} \tag{4.4}$$

Se uma outra partícula de massa m, girando ao redor do mesmo eixo, porém em uma circunferência menor, varrer o mesmo ângulo $\Delta\theta$ no intervalo de tempo Δt, significa que tem a mesma velocidade angular, porém sua velocidade linear é menor. A Equação 4.4 mostra que, para manter ω constante, se v é menor é porque proporcionalmente R é menor.

A energia associada à partícula em movimento é chamada energia cinética, E_c. Ela depende da massa m e da velocidade linear v da partícula, sendo calculada a partir da Equação 4.5:

$$E_c = \frac{mv^2}{2} \tag{4.5}$$

Substituindo a velocidade, v, pelo produto ωR, obtido da Equação 4.4, pode-se descrever a energia cinética rotacional da partícula, E_{ROT}, por:

$$E_{ROT} = \frac{mR^2\omega^2}{2} \tag{4.6}$$

Comparando as Equações 4.5 e 4.6, é possível estabelecer uma analogia entre o movimento de rotação e o de translação e observar que, da mesma maneira que se substitui a velocidade v de translação pela velocidade angular ω na rotação, pode-se substituir a massa m da translação pelo produto mR^2 na rotação. Esse produto é chamado momento de inércia da partícula, e sua unidade no SI é $kg \cdot m^2$.

O momento de inércia, I, de uma única partícula de massa m girando a uma distância R de seu eixo de rotação é, então, dado por:

$$I = mR^2 \tag{4.7}$$

O momento de inércia de um corpo sólido extenso, com relação a um eixo de rotação, é a soma dos momentos de inércia de cada massa elementar ou partícula de massa, m_i, que o constitui com relação a esse eixo de rotação.

$$I = m_1R_1^2 + m_2R_2^2 + m_3R_3^2 + \ldots\ldots + m_nR_n^2 = \sum_{i=1}^{n} m_i R_i^2 \tag{4.8}$$

Observa-se que a distribuição de massa é mais significativa do que a massa total porque R aparece ao quadrado na Equação 4.8.

MOMENTO DE INÉRCIA DE SÓLIDOS COM GEOMETRIA REGULAR

Muitas vezes, um corpo de forma complexa pode ser simulado por uma composição de formas geométricas regulares. Isso já foi feito para estimar o centro de gravidade de um corpo humano (Figura 3.10). Desse modo, é muito útil conhecer os momentos de inércia de algumas dessas formas. Os momentos de inércia com relação a eixos de rotação predefinidos para alguns sólidos de massa total M podem ser calculados com a técnica matemática de integrais. Como esses cálculos estão fora do escopo deste livro, aqui serão apresentados e discutidos os resultados dos cálculos. Nas ilustrações, I_y significa momento de inércia com relação ao eixo y e assim por diante.

RAIO DE GIRAÇÃO

Qualquer que seja a forma de um corpo, sempre é possível encontrar um local em que a massa M do corpo como um todo pode estar concentrada, sem alterar o momento de inércia do corpo em relação a um dado eixo. Esse local está a uma distância k do eixo de rotação, chamado raio de giração do corpo em relação a esse eixo. Note que, aqui, em geral, a massa de um corpo não pode ser considerada como estando concentrada no centro de gravidade, para fins de cálculo de momento de inércia. A introdução do raio de giração é simplesmente para facilitar a visualização e porque, para sólidos com formas geométricas regulares, os valores de k estão tabelados.

a) Disco de raio R e massa M que gira ao redor do eixo y que passa pelo centro de gravidade: $I_y = M\frac{R^2}{4} = Mk^2$; de onde pode se obter que $k = R/2 = 0,50\ R$.

Para um disco com $R = 0,20$ m e $M = 1$ kg, obtém-se $I_y = 0,01$ kg·m². Note que, se a figura for girada em $90°$, o disco fica na horizontal e o eixo de rotação, agora na horizontal, seria chamado x, mas a situação é equivalente e, portanto, a fórmula para o cálculo do momento de inércia é a mesma.

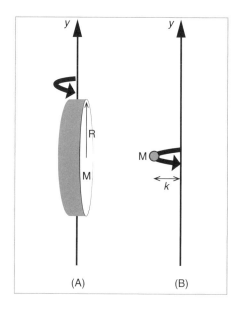

FIGURA 4.3 (A) Disco de raio **R** e massa **M** girando ao redor do eixo **y**. (B) Representação da mesma situação com raio de giração. Aqui, toda a massa **M** do disco (esfera cinza) está concentrada a uma distância **k** do eixo de rotação.

b) Disco de raio R e massa M que gira ao redor do eixo x que passa pelo centro de gravidade: $I_x = M\frac{R^2}{2} = Mk^2$; de onde se pode obter que $k = \frac{R}{\sqrt{2}} \approx 0{,}71\, R$.

Observe que o corpo é o mesmo que o do exemplo anterior; só o eixo de rotação foi mudado, e o momento de inércia que depende da forma de distribuição da massa ao redor do eixo aumentou. Para um disco com $R = 0{,}20$ m e $M = 1$ kg, obtém-se $I_x = 0{,}02$ kg·m², isto é, o dobro de I_y.

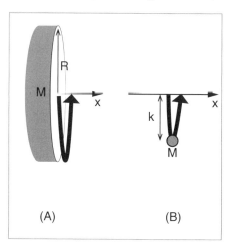

FIGURA 4.4 (A) Disco de raio **R** e massa **M**, girando ao redor do eixo **x**. (B) Representação da mesma situação com raio de giração.

c) Esfera de raio R e massa M que gira ao redor de qualquer eixo que passa pelo centro de gravidade. Qualquer que seja o eixo de rotação, o momento de inércia é o mesmo, por causa da simetria esférica:

$$I = M\frac{2R^2}{5} = Mk^2; \text{ neste caso, } k = \sqrt{\frac{2}{5}}\, R \approx 0{,}63\, R.$$

Uma esfera pode representar uma pessoa agachada, segurando os joelhos durante o giro após saltar de um trampolim. Para uma esfera com $R = 0{,}20$ m e $M = 1$ kg, obtém-se $I = 0{,}016$ kg·m².

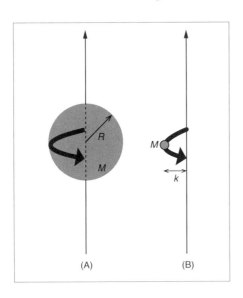

FIGURA 4.5 (A) Esfera de raio **R** e massa **M** que gira ao redor de um eixo que passa pelo centro dela. (B) Representação da mesma situação com raio de giração.

d) Cilindro de raio R, comprimento L e massa M que gira ao redor do eixo x que passa pelo centro de gravidade:

$$I_x = M\frac{R^2}{2} = Mk^2; \text{ neste caso, } k = 0{,}71R.$$

Um braço ou um antebraço pode ser representado por um cilindro. Note que, neste caso, o momento de inércia não depende do comprimento L do cilindro. Para um cilindro com $R = 0{,}05$ m, $L = 0{,}20$ m e $M = 1$ kg, obtém-se $I_x = 0{,}0013$ kg·m².

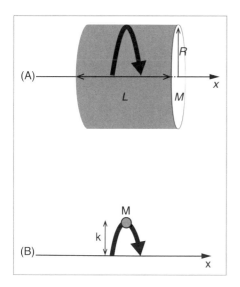

FIGURA 4.6 (A) Cilindro de raio **R** e massa **M** que gira ao redor do eixo **x**. (B) Representação da mesma situação com raio de giração.

e) Cilindro de raio R, comprimento L e massa M que gira ao redor do eixo y que passa pelo centro de gravidade:

$$I_y = M\frac{3R^2 + L^2}{12} = Mk^2;\text{ neste caso, } k = (0{,}25\,R^2 + 0{,}083\,L^2)^{1/2}.$$

Para um cilindro com $R = 0{,}05$ m, $L = 0{,}20$ m e $M = 1$ kg, obtém-se $I_y = 0{,}004$ kg·m². Note que, ao mudar o eixo de rotação, o momento de inércia mudou e agora depende do comprimento do cilindro. Girar este mesmo cilindro ao redor do eixo y é três vezes mais difícil do que ao redor do eixo x, ambos passando pelo centro de gravidade.

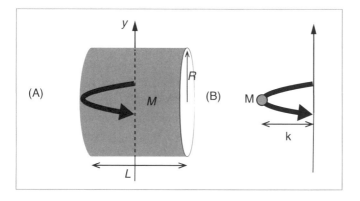

FIGURA 4.7 (A) Cilindro de raio **R**, comprimento **L** e massa **M** que gira ao redor do eixo **y** que passa pelo centro de gravidade. (B) Representação da mesma situação com raio de giração.

f) Cilindro de raio R, comprimento L e massa M que gira ao redor do eixo de rotação que passa por uma das bases. É possível obter o momento de inércia de um corpo quando o eixo de rotação for paralelo a um eixo que passa pelo centro de gravidade do corpo, cujo momento de inércia é conhecido, aplicando o teorema dos eixos paralelos.

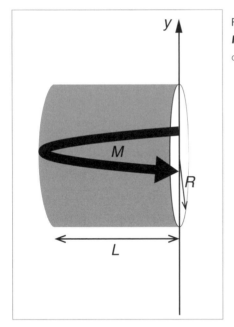

FIGURA 4.8 Cilindro de raio **R**, comprimento **L** e massa **M** que gira ao redor do eixo **y** que passa por uma das bases.

TEOREMA DOS EIXOS PARALELOS

O momento de inércia pode ser calculado em relação a qualquer eixo de rotação previamente definido. Os momentos de inércia com relação aos eixos de rotação que passam pelo centro de gravidade de um corpo têm grande aplicação e são calculados e tabelados. Observe que os momentos de inércia de corpos das Figuras 4.3 a 4.7 são todos ao redor de um eixo que passa pelo centro de gravidade. Existe uma relação muito útil e simples entre o momento de inércia de um corpo em relação a um eixo de rotação que passa pelo seu centro de gravidade, I_{CG} e o momento de inércia, I, desse corpo com relação a outro eixo de rotação paralelo ao primeiro. Sendo M a massa total do corpo e $d = L/2$, a distância entre os dois eixos paralelos, a relação é dada por:

$$I = I_{CG} + Md^2 \tag{4.9}$$

Com o auxílio da Equação 4.9, é possível deduzir várias expressões de interesse, por exemplo, obter I_y da Figura 4.8 a partir de I_y na Figura 4.7, que será o I_{CG}. No caso da Figura 4.8:

$$I_y = M\ \frac{3R^2 + L^2}{12} + M\ \frac{L^2}{4} = Mk^2$$

Para um cilindro com $R = 0,05$ m, $L = 0,20$ m e $M = 1$ kg, obtém-se $I_y = 0,014$ kg·m², sendo, portanto, 3,5 vezes mais difícil girar ao redor desse eixo do que outro eixo y que passa pelo centro de gravidade.

EXEMPLO 4.1

É possível explicar, sem calcular, por que os equilibristas que caminham sobre cordas ou cabos de aço nas alturas usam varas longas?

Ao segurar varas longas na horizontal, o momento de inércia do seu corpo em relação ao eixo y que passa pelo centro de gravidade aumenta e, com isso, aumenta a inércia rotacional, ou seja, fica mais difícil rodar, o que também equivale a dizer que aumenta o equilíbrio. Claro que, além disso, é essencial a concentração. No cotidiano, muitas vezes as pessoas abrem os braços para se equilibrarem melhor ao andar sobre muros estreitos.

EXERCÍCIO 4.1

Determine o momento de inércia do conjunto antebraço + mão com massa total de 3 kg, com relação aos eixos de rotação conforme a figura a seguir. Considere que o conjunto antebraço + mão tenha a forma de um cilindro com comprimento de 0,38 m e raio de 0,03 m. Calcule o valor do raio de giração e do momento de inércia para cada caso.

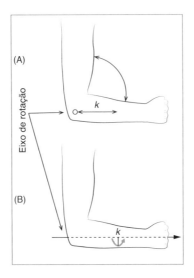

MOMENTO DE INÉRCIA NO CORPO HUMANO

No corpo humano, a distribuição de ossos, gorduras e músculos varia de indivíduo para indivíduo, dependendo também da faixa etária. Tudo isso, aliado ao fato de que partes do corpo – ou ele como um todo – não têm forma geométrica regular, dificulta a determinação do momento de inércia por cálculos matemáticos. Para cada segmento e para o corpo como um todo de um homem padrão, o momento de inércia em relação a um dado eixo de rotação foi obtido a partir do estudo com cadáveres, simulações com modelos matemáticos e por métodos fotográficos. Tal conceito é muito explorado pelos esportistas em corridas, por exemplo, variando o ângulo da perna com relação à coxa ou em saltos ornamentais, encolhendo e segurando os joelhos para modificar o momento de inércia a fim de obter o desempenho desejado.

Para definir o momento de inércia, é necessário especificar primeiro o eixo de rotação. O corpo humano gira, quando livre de apoio, em torno de três eixos ditos eixos principais. Esses eixos são mutuamente perpendiculares e passam pelo centro de gravidade correspondente à posição assumida pelo corpo. São chamados de transversal, anteroposterior e longitudinal. A Figura 4.9 mostra esses eixos. O momento de inércia relacionado a cada um desses eixos é chamado de momento principal de inércia. Dependendo da forma do corpo, o momento de inércia adquire um valor diferente. Os valores de momento de inércia estimados para um homem de 70 kg e 1,70 m de altura são:

$I_{\text{longitudinal com braços ao longo do corpo}}$ = 1,0 a 1,2 kg·m^2
$I_{\text{longitudinal com braços abertos e esticados na altura dos ombros}}$ = 2,0 a 2,5 kg·m^2
$I_{\text{transversal de homem em pé com braços ao longo do corpo}}$ = 10,5 a 13,0 kg·m^2
$I_{\text{transversal de homem agachado com as mãos nos joelhos}}$ = 4,0 a 5,0 kg·m^2
$I_{\text{anteroposterior de homem em pé com os braços ao longo do corpo}}$ = 12,0 a 15,0 kg·m^2

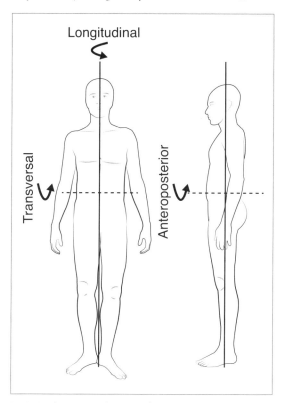

FIGURA 4.9 Eixos principais de rotação do corpo humano quando ele gira livremente, sem apoio.

EXEMPLO 4.2

Uma pessoa de 70 kg e 1,70 m de altura tem momento de inércia $I = 1$ kg·m^2 com relação ao eixo principal longitudinal quando se encontra com os braços junto ao corpo, como ilustra a Figura 4.9.

(continua)

a) Determine o raio de giração com relação a tal eixo principal.
b) Supondo que o modelo geométrico equivalente seria um cilindro de 70 kg e 1,70 m de altura, calcule o raio desse cilindro. Lembre-se que o raio de giração é distância, com relação ao eixo de rotação, onde pode ser concentrada a massa total do corpo para produzir o mesmo momento de inércia existente.

a) $1 \text{ kg·m}^2 = (70 \text{ kg})k^2$; isolando k obtém-se:

$$k = \sqrt{\frac{1 \text{ kg·m}^2}{70 \text{ kg}}} = 0,12 \text{ m}$$

b) Neste caso, $I = MR^2/2$; portanto, $R = \sqrt{\frac{2I}{M}} = 0,17 \text{ m} = 17 \text{ cm}$.

Esse modelo pode ser considerado razoável.

EXERCÍCIO 4.2

Uma pessoa de 70 kg tem raio de giração de $k = 0,17$ m com relação ao eixo principal longitudinal quando se encontra de braços abertos, com ângulo de 90° em relação ao eixo longitudinal, como ilustrado na Figura 4.9. Determine o momento de inércia dessa pessoa em relação a tal eixo principal. Compare o grau de dificuldade de ela girar ao redor desse eixo quando está com os braços abertos e fechados.

MOMENTO ANGULAR E SUA CONSERVAÇÃO

Imagine uma patinadora girando com certa velocidade angular ao redor do seu eixo longitudinal com os braços abertos. O que acontece se ela fechar os braços? Por que uma atleta, ao efetuar um salto ornamental, muda a forma do corpo? Para entender essas questões, será aqui introduzida uma grandeza física chamada momento angular L.

Todo corpo em rotação ao redor de um eixo possui um momento angular L de intensidade dada pelo produto do momento de inércia, I, do corpo pela sua velocidade angular, ω.

$$L = I\omega \tag{4.10}$$

Portanto, o momento angular depende não só da massa, mas da sua distribuição ao redor do eixo de rotação e da velocidade angular. Sua unidade no SI é kg·m²/s, tendo sido desprezado o radiano (rad) da velocidade angular.

O momento angular se conserva (não varia), desde que o torque total no corpo, decorrente de ações externas, seja zero. Desse modo, se não atuarem torques externos em um corpo em rotação, ele permanecerá em rotação indefinidamente, conservando seu momento angular. Por outro lado, se não atuarem torques externos num corpo que não está girando, ele não rodará e seu momento angular continuará zero.

A Equação 4.10 mostra que, uma vez que o valor de L se mantém constante, se I aumentar, ω deve diminuir e vice-versa.

EXEMPLO 4.3

Considere a roda de uma bicicleta com raio R de 30 cm e massa M de 2,0 kg, que se supõe estar concentrada nas bordas. A velocidade linear da roda é de 5 m/s. Para objetos com essa forma geométrica, o momento de inércia ao redor do eixo que passa pelo CG pode ser calculado por $I = MR^2$. Calcule:

a) o momento de inércia dessa roda.
b) o raio de giração.
c) a velocidade angular da roda.
d) o momento angular da roda.

   a) $I = (2,0 \text{ kg})(0,30 \text{ m})^2 = 0,18 \text{ kg·m}^2$
   b) $k = R = 30 \text{ cm}$
   c) $\omega = v/R = (5 \text{ m/s})/0,30 \text{ m} = 16,7 \text{ rad/s} = 16,7 \text{ s}^{-1}$
   d) $L = I\omega = (0,18 \text{ kg·m}^2)(16,7 \text{ s}^{-1}) = 3,0 \text{ kg·m}^2/\text{s}$

EXERCÍCIO 4.3

Um carro de massa igual a 1.500 kg está correndo numa pista circular de raio igual a 50 m, com uma velocidade de 144 km/h = 40 m/s. Calcule a velocidade angular e o momento angular em relação ao centro da pista. Nesse caso, use a fórmula $I = mR^2$, pois o carro pode ser aproximado a uma partícula de massa m girando ao redor do eixo de rotação, como foi mostrado na Figura 4.2, uma vez que o raio é grande.

IMPULSO ANGULAR

Outra grandeza física importante é o impulso angular. Ele é dado pelo produto do torque externo pelo seu tempo de ação e é responsável pela variação do momento angular, $\Delta L = L_{final} - L_{inicial}$ de um corpo.

$$Impulso\ angular = torque_{ext}\ \Delta t = \Delta L \tag{4.11}$$

Os movimentos de rotação do corpo humano se dão ao redor de eixos de rotação que passam pelo seu centro de gravidade. Nesse caso, uma observação importante é que a força peso, ao atuar no centro de gravidade da pessoa, não produz torque e, portanto, não altera seu momento angular. São as forças de impulso que originam torques que vão introduzir ou alterar o momento angular do corpo. Caso não seja aplicada a força de impulso, o corpo mantém seu estado de rotação, ou seja, conserva seu momento angular.

A Figura 4.10 representa uma bailarina em evolução, que consegue aumentar sua velocidade de rotação simplesmente fechando os braços. Quando ela se encontra de braços abertos, apresenta uma dificuldade de giro ou inércia rotacional (momento de inércia) maior do que de braços fechados. Portanto, como seu momento angular se conserva, ao fechar os braços, ocorre um aumento na velocidade angular, de acordo com a Equação 4.10.

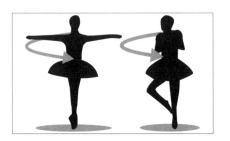

FIGURA 4.10 Representação de uma bailarina que, com uma manobra de fechar seus braços, consegue aumentar sua velocidade de rotação, pois o momento angular de seu movimento de rotação tem que se conservar.

EXEMPLO 4.4

Uma patinadora tem massa de 60 kg e raio de giração de 0,15 m e de 0,11 m em relação ao seu eixo principal longitudinal quando se encontra de braços abertos e fechados, respectivamente. Considerando-se que sua velocidade angular é de 6 rad/s com os braços abertos, determine sua velocidade angular quando fecha seus braços. Calcule o número de voltas dadas se ela permanecer com essa velocidade angular (braços fechados) por 30 s.

Com braços abertos:
$L = I\omega = mk^2\omega = (60 \text{ kg})(0,15 \text{ m})^2(6 \text{ s}^{-1}) = 8,1 \text{ kg·m}^2/\text{s}$

Com braços fechados: o momento angular se conserva imediatamente depois da manobra executada. Portanto,
$8,1 \text{ kg·m}^2/\text{s} = (60 \text{ kg})(0,11 \text{ m})^2 \omega$

$\omega = \dfrac{8,1}{60(0,11)^2} = 11,15 \text{ rad/s}$

Se em 1 segundo ela varre um ângulo de 11,15 rad, em 30 segundos varrerá 334,5 rad. Como 1 volta = 2π rad = 6,28 rad, o número de voltas dadas será 53.

EXERCÍCIO 4.4

Um mergulhador de 65 kg está posicionado em pé, de frente para a piscina. Ele coloca os braços para trás e, no momento do salto, recebe impulso angular da reação sobre seus pés exercida pelo trampolim. A rotação de seus braços também introduz momento angular em seu salto. Seu movimento de rotação se dará em torno do eixo principal transversal. Sabendo-se que, na saída do trampolim, seu raio de giração vale 0,52 m e sua velocidade angular é de 3,5 rad/s:

a) Determine a velocidade angular do mergulhador no momento em que ele passa da posição estendida para uma postura dobrada em que abraça seus joelhos, diminuindo seu raio de giração para 0,28 m.

b) Calcule o momento angular do mergulhador durante o salto. Quanto maior o momento angular atingido, maior será o número de voltas que ele consegue dar no ar antes de atingir a superfície da água.

Um outro exemplo da conservação do momento angular durante um salto é o ataque no voleibol. No salto, a rotação dos braços com grande velocidade angular em sentido à bola é necessariamente acompanhada por um movimento de rotação (em sentido oposto) das pernas, mais pesadas que os braços e, portanto, com menor velocidade angular que compensa o momento angular dos braços. A Figura 4.11 ilustra essa situação. O momento angular inicial é zero e, portanto, durante o ataque, também deve ser zero, motivo da compensação.

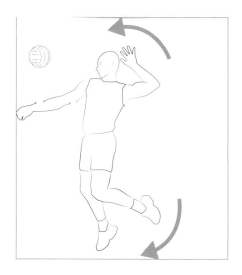

FIGURA 4.11 Exemplo de conservação do momento angular num ataque em um jogo de voleibol. O momento angular introduzido pela rotação do braço é compensado pelo movimento de rotação das pernas.

Cabe uma observação final com relação à conservação do momento angular total na ausência de torques externos. Existem movimentos de membros e quadris que permitem a transferência de rotação de um eixo principal de rotação para outro. Isso é observado durante as evoluções aéreas nas acrobacias circenses, em mergulhos e em diversas modalidades de ginástica olímpica nas quais, durante um salto com aparente rotação em torno do eixo principal transversal o atleta passa a apresentar também uma rotação em parafuso. No caso de momento angular total igual a zero, a sua conservação exige possíveis rotações que se deem em pelo menos dois segmentos do corpo, quando um segmento compensa o momento angular do outro.

VARIAÇÃO DO MOMENTO ANGULAR

Quando uma força externa resultante não nula age sobre um corpo produzindo um torque externo, ocorre a variação do momento angular durante o intervalo de tempo correspondente à duração da ação. A força de reação F_R de uma superfície é muito comum na geração do impulso angular que dá início a rotações em provas aéreas e terrestres. Essa situação é mostrada na Figura 4.12. O produto da força de reação F_R pelo seu braço d corresponde ao torque que dá origem à rotação e introduz o momento angular, que se conserva durante o salto.

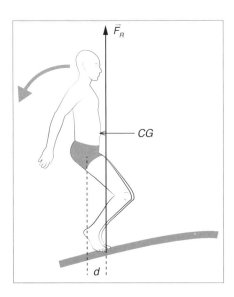

FIGURA 4.12 Representação de um salto para mergulho em que a força de reação do trampolim sobre o mergulhador é responsável pela introdução de momento angular, que se conservará durante o salto.

Rotações | 101

EXEMPLO 4.5

Considere que o mergulhador da Figura 4.12 tenha 60 kg, raio de giração $k = 0,45$ m em relação ao eixo principal transversal e que a força de reação do trampolim sobre ele tenha intensidade de 600 N, com braço de força $d = 0,15$ m e que atue por 0,5 s para dar início ao salto. Determine o momento angular introduzido sobre o mergulhador, bem como a velocidade angular com que ele sai do trampolim.

Torque da força de reação: $M_{F_R} = (600 \text{ N})(0,15 \text{ m}) = 90 \text{ N·m}$

Impulso angular desse torque: $I_A = (90 \text{ N·m})(0,5 \text{ s}) = 45 \text{ N·m·s}$

Esse impulso corresponde ao momento angular introduzido:

$L = 45 \text{ kg·m}^2/\text{s}$

$L = I\omega = mk^2\omega$, ou seja, $45 \text{ kg·m}^2/\text{s} = (60 \text{ kg})(0,45 \text{ m})^2\omega$

$$\omega = \frac{45}{60 \times 0,45^2} = 3,7 \text{ rad/s}$$

$\omega = 3,7 \text{ s}^{-1}$

EXERCÍCIO 4.5

Considere a rotação de um corpo de 8 kg com raio de giração $k = 0,2$ m e velocidade angular $\omega = 3$ rad/s. Calcule o momento de inércia e o momento angular dessa situação. Repita o cálculo para o dobro dessas grandezas, variando-se uma de cada vez.

EXERCÍCIO 4.6

Na Tabela 4.1, são dados os momentos de inércia com relação ao eixo principal longitudinal para um dançarino em dois momentos de sua evolução e as respectivas velocidades angulares. Calcule o momento angular em cada situação e procure justificar a manobra executada pelo dançarino.

Tabela 4.1 Momento de inércia e velocidade angular

Evolução	I_{cg} (kg.m^2)	ω (rad/s)
A	3,0	20,0
B	5,0	12,0

EXERCÍCIO 4.7

O braço de 3,5 kg de um jogador de voleibol movimenta-se com uma velocidade angular de 18 rad/s em relação ao ombro, durante um ataque no jogo. Considerando-se que o momento de inércia do braço em extensão seja 0,40 $kg \cdot m^2$:

a) Determine o raio de giração do braço.
b) Determine o momento angular do braço no ataque.
c) Supondo que a massa das duas coxas-pernas-pés desse jogador seja de 24 kg e o raio de giração com relação ao eixo que passa pela articulação femoral seja igual a 0,50 m, calcule a velocidade angular das coxas-pernas-pés no momento do ataque. Que hipótese você considerou?

EXERCÍCIO 4.8

Um mergulhador de 70 kg salta de um trampolim, de frente para a piscina. No momento do salto, ele assume uma posição tal que o raio de giração total de seu corpo é de 0,50 m, em relação a seu eixo principal transversal. Ele deixa o trampolim com uma velocidade angular de 2 rad/s. Determine:

a) O momento angular introduzido.
b) A intensidade do torque externo que introduziu momento angular sobre o mergulhador, sabendo-se que a força de reação que o originou teve duração de 0,4 s.
c) Discuta o significado do raio de giração.

EXERCÍCIO 4.9

Uma mergulhadora de 50 kg está com o corpo totalmente estendido, de modo que seu raio de giração é de 0,4 m em relação ao seu eixo principal transversal quando deixa a prancha ao saltar com uma velocidade angular de 4 s^{-1}.

a) Calcule a velocidade angular de seu corpo quando assume a forma carpada (abraçando os joelhos), alterando seu raio de giração para 0,2 m.
b) Discuta o significado do raio de giração.
c) Considerando que ela fica 1 s no ar depois de assumir a forma carpada, quantas revoluções ela consegue realizar antes de atingir a superfície da água?

RESPOSTAS DOS EXERCÍCIOS

Exercício 4.1
a) k_a =22,0 cm e I_a = 0,145 kg·m^2
b) k_b =2,1 cm e I_b =0,00135 kg·m^2

Exercício 4.2
I = 2,023 kg·m^2. Com os braços abertos, o grau de dificuldade é o dobro daquele quando essa pessoa está com os braços fechados e colocados ao longo do corpo.

Exercício 4.3
ω = 0,8 rad/s; L = 3×10^6 kg·m^2/s

Exercício 4.4
a) ω = 12,1 rad/s
b) L = 61,5 kg·m^2/s

Exercício 4.5
Para m = 8 kg: I = 0,32 kg·m^2; L = 0,96 kg·m^2/s
Para m = 16 kg: I = 0,64 kg·m^2; L = 1,92 kg·m^2/s
Para k = 0,4 m: I = 1,28 kg·m^2; L = 3,84 kg·m^2/s
Para ω = 6 rad/s: I = 0,32 kg·m^2; L = 1,92 kg·m^2/s

Exercício 4.6
Situaçao A: L = 60 kg·m^2/s
Situação B: L = 60 kg·m^2/s
O dançarino estava com os braços fechados em A e abertos em B.

Exercício 4.7
a) k = 0,34 m
b) L = 7,2 kg·m^2/s
c) 1,2 s^{-1}; foi considerado que há conservação de momento angular

Exercício 4.8
a) L = 35 kg·m^2/s
b) M_{FR} = 87,5 N·m

Exercício 4.9
a) ω = 16 s^{-1}
c) Número de revoluções = 2

MÁQUINAS SIMPLES

A análise detalhada de máquinas simples, como alavancas, roldanas e planos inclinados, permite apreciar e respeitar toda a engenhosidade humana. Como máquinas, elas são projetadas para realizar trabalho e facilitar as ações humanas.

OBJETIVOS

- Aplicar o princípio da alavanca e as condições de equilíbrio de um corpo rígido
- Classificar as alavancas
- Investigar diversos sistemas de força no aparelho locomotor humano, identificando os tipos de alavancas existentes
- Analisar os sistemas com polias e o plano inclinado que, junto com as alavancas, constituem as chamadas máquinas simples

MÁQUINA SIMPLES

Considera-se máquina um mecanismo projetado para realizar um determinado trabalho, facilitando ou possibilitando as ações humanas. Entre as máquinas consideradas simples, estão as alavancas, as roldanas ou polias e o plano inclinado. Uma análise mecânica das alavancas permite compreender e determinar os esforços musculares que são realizados sobre os ossos para sustentar ou mover as resistências originadas pelos próprios pesos dessas estruturas, acrescidas ou não de cargas externas adicionais. As roldanas fazem parte de equipamentos fisioterápicos com propriedades que permitem mudar as direções das forças e multiplicar o efeito de ações, equilibrando forças maiores com uma força menor. A mais antiga das máquinas simples talvez seja o plano inclinado.

TRABALHO DE UMA FORÇA

Em Física, o significado da palavra trabalho é bem definido e é diferente do usado cotidianamente. Quando um objeto sujeito à ação de uma força desloca-se de um ponto a outro, diz-se que essa força realizou trabalho. Sempre quem realiza um trabalho é uma força. Define-se trabalho, W, realizado por uma força como o produto da força F exercida sobre o corpo pelo deslocamento d desse corpo na direção da força aplicada. Portanto, só o fato de aplicar uma força a um corpo não implica que há realização de trabalho, pois é necessário que haja deslocamento na direção dessa força. Uma pessoa parada pode carregar um peso enorme nas costas durante longo tempo, mas nem esse peso (força), nem essa pessoa realiza trabalho segundo a Física.

$$W = Fd \tag{5.1}$$

A unidade básica da grandeza trabalho no SI é newton·metro (N·m). Observe que é a mesma unidade do momento de força, mas com significado distinto. No caso de trabalho, há uma unidade específica no SI, o joule, abreviado J = N·m.

O conceito de trabalho é muito importante, pois a ele está associado o conceito de energia. Um corpo tem uma quantidade de energia correspondente à sua capacidade de realizar trabalho, como definido anteriormente. Portanto, a unidade de energia também é joule.

Quando uma força de 1 N = 1 kg·m/s² é aplicada a um corpo e ele se desloca 1 m, diz-se que essa força realizou um trabalho de 1 J.

ALAVANCAS

Uma alavanca pode ser representada por uma haste ou por uma barra que, sob a ação de forças, pode ou não girar ao redor de um ponto de apoio ou eixo. Na biomecânica, o conceito de alavanca aparece em cada conjunto constituído de articulação (eixo de rotação), ossos (haste) e músculos (força muscular).

Na representação de uma alavanca, distinguem-se três forças: a de ação, F_A, a de resistência, F_R (que se contrapõe à ação), e a de reação no eixo. As forças de ação e de resistência originam torques com relação ao eixo. A distância perpendicular entre o eixo e a linha de ação da força de resistência é chamada braço da resistência, d_R, e a distância equivalente até a linha de ação da força de ação é chamada braço da ação, d_A.

Existe uma classificação para as alavancas que permite identificá-las em um grande número de situações, mostrando que elas estão mais presentes no cotidiano do que se imagina. As alavancas são divididas em três classes, descritas a seguir.

Alavancas de primeira classe (alavancas interfixas)

Nessa categoria, encontram-se todos os sistemas em que o ponto de apoio (ou o eixo de rotação) fica entre os pontos de aplicação das forças de ação e de resistência. A Figura 5.1 mostra a representação genérica de uma alavanca dessa classe. Nela, não está desenhada a força de reação no eixo, assim como nas Figuras 5.2 e 5.3. A massa da barra foi considerada desprezível para simplificar a operação, pois, caso contrário, deve-se considerar o torque do peso da barra.

São exemplos de alavancas interfixas as tesouras, os alicates, a gangorra, o "pé de cabra", as balanças de braço, etc.

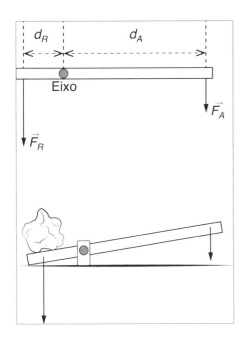

FIGURA 5.1 Representação de uma alavanca interfixa explicitando a posição do eixo de rotação, perpendicular a essa folha, com relação às forças de ação e de resistência e os braços dessas forças. Um exemplo de alavanca interfixa usada para levantar um objeto pesado também é representado.

A fim de explicitar a maneira como são construídas as alavancas desta classe, utiliza-se na representação genérica a força de ação com módulo menor do que o da força de resistência, porque o braço da força de ação foi projetado para ser maior do que o da força de resistência. Em outras palavras, há uma ampliação do efeito da força de ação.

EXERCÍCIO 5.1

Com relação aos exemplos de alavancas interfixas citados, faça um desenho de cada uma delas e o correspondente diagrama de forças, identificando, além das forças, os braços das forças e o eixo de rotação (ponto de apoio).

EXERCÍCIO 5.2

Marque no exemplo da Figura 5.1 as distâncias correspondentes a braços das forças de ação e de resistência.

Alavancas de segunda classe (alavancas inter-resistentes)

Nessa categoria de alavancas, a força de resistência é aplicada entre o ponto de apoio e o ponto de aplicação da força de ação. Sua representação genérica está na Figura 5.2.

Normalmente, busca-se ampliar o efeito da força de ação com o uso desse tipo de alavancas. Dessa maneira, utiliza-se, na representação genérica, a força de ação com módulo menor do que o da força de resistência, porque o braço da força de ação foi projetado para ser maior do que o da força de resistência. As alavancas inter-resistentes talvez sejam as mais numerosas. Como exemplos, podem-se citar as chaves de fenda, as maçanetas das fechaduras, os basculantes de janelas, as chaves de rodas, as chaves das portas, os carrinhos de feira e de malas, o carrinho de pedreiro, o abridor de latas, os pedais, os volantes, etc.

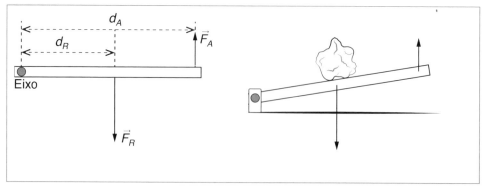

FIGURA 5.2 Representação de uma alavanca inter-resistente explicitando a posição do eixo de rotação com relação às forças de ação e de resistência e os braços dessas forças e um esquema de uma alavanca inter-resistente utilizada para transportar um objeto pesado.

EXERCÍCIO 5.3

Com relação aos exemplos de alavancas inter-resistentes citados, faça um desenho de cada uma delas e o correspondente diagrama de forças, identificando, além das forças, os braços das forças e o eixo de rotação (ponto de apoio).

Alavancas de terceira classe (alavancas interpotentes)

Nessas alavancas, a força de ação é aplicada entre o ponto de apoio e o ponto de aplicação da força de resistência. A Figura 5.3 mostra a representação genérica para essa categoria.

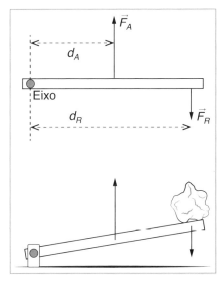

FIGURA 5.3 Representação de uma alavanca interpotente explicitando a posição do eixo de rotação com relação às forças de ação e de resistência e os braços dessas forças e um exemplo de uma alavanca interpotente com o diagrama de forças correspondente.

Observe que, na representação dessa classe de alavancas, a força de ação tem módulo maior do que o da força de resistência, porque o braço da força de ação é menor do que o da força de resistência. Em outras palavras, há uma redução do efeito da força de ação. A pinça, os pegadores de salada e de macarrão são bons exemplos desse tipo de alavancas. No corpo humano, muitas alavancas interpotentes são encontradas nos membros.

EXERCÍCIO 5.4

Com relação aos exemplos de alavancas interpotentes citados, faça um desenho de cada uma delas e o correspondente diagrama de forças, identificando, além das forças, os braços das forças e o eixo de rotação (ponto de apoio).

Vantagem mecânica

Nas representações utilizadas para as alavancas, o objetivo é explicitar as configurações que conseguem ampliar ou reduzir o efeito da força de ação. Nota-se que, no caso das alavancas interpotentes, a intensidade da força de ação é maior do que a da força de resistência. O contrário se dá no caso das alavancas inter-resistentes. Já nas alavancas interfixas, as intensidades das forças dependerão de sua construção ou de como são utilizadas. Verifica-se que, para as forças consideradas, o parâmetro determinante será o braço de cada força.

Imagine-se a situação de equilíbrio em uma alavanca, ou seja, naquela em que há uma igualdade entre os momentos das forças de ação e de resistência.

$$F_A d_A = F_R d_R \tag{5.2}$$

Essa igualdade mostra que uma força de menor intensidade pode produzir um momento igual ao de uma força de maior intensidade, bastando aumentar seu braço de força. Define-se, então, vantagem mecânica, V_M, que corresponde à razão entre a força de resistência e a força de ação, ou seja, quantas vezes a primeira é maior que a força de ação.

$$V_M = \frac{F_R}{F_A} \tag{5.3}$$

Assim, quanto maior a vantagem mecânica, menor o esforço necessário para realizar uma determinada tarefa e vice-versa. A vantagem mecânica para as alavancas também pode ser escrita como a razão entre o braço da ação e o braço da resistência, que se obtém usando as Equações 5.2 e 5.3:

$$V_M = \frac{d_A}{d_R} \tag{5.4}$$

A Equação 5.4 permite projetar ou analisar mais facilmente uma alavanca, pois não é preciso saber as intensidades das forças mas, sim, seus braços. No projeto de uma ferramenta, basta analisar adequadamente a posição das mãos ou de algum outro atuador. No corpo humano, por exemplo, basta identificar a posição dos ligamentos nos ossos e a posição da força de resistência para conseguir identificar os respectivos braços de força com relação a uma dada articulação. O tipo de alavanca mais comum no corpo humano é a de terceira classe, a interpotente. Nela, o braço da resistência é sempre mais longo do que o braço da ação e a vantagem mecânica pode ser 0,1 ou ainda menor.

EXERCÍCIO 5.5

Se você usa uma barra de 75 cm de comprimento com o ponto de apoio em uma extremidade, que força de ação você deve exercer em um ponto a 15 cm do apoio para levantar uma carga de 8 kg na outra extremidade? Classifique a alavanca e calcule a vantagem mecânica.

EXERCÍCIO 5.6

Uma noz é colocada a 2 cm da dobradiça de um quebra-nozes. Se você exerce uma força de 25 N em um ponto a 15 cm da dobradiça, que força de resistência a noz exerce? Classifique a alavanca e calcule a vantagem mecânica.

EXERCÍCIO 5.7

Você exerce uma força de ação de 300 N em um ponto a 50 cm do ponto de apoio de uma alavanca. Que carga você pode levantar se ela está colocada a 10 cm do ponto de apoio, no lado oposto? Classifique a alavanca e calcule a vantagem mecânica.

ALAVANCAS NO CORPO HUMANO

Nos movimentos realizados pelo corpo humano estão presentes as alavancas mecânicas. Os ossos (segmentos) funcionam como estrutura rígida (haste) sobre os quais atuam forças. As articulações correspondem aos pontos de apoio e os músculos e os ligamentos são responsáveis pela força motora. Em biomecânica, as forças são representadas por vetores cujas linhas de ação partem do ponto de inserção do músculo no osso e estendem-se pela direção do músculo, embora não sigam, necessariamente, a direção anatômica do músculo inteiro. A Figura 5.4 mostra o músculo bíceps e a força exercida por ele. No Exemplo 2.4, essa força foi considerada como sendo perpendicular ao rádio (horizontal), para facilitar.

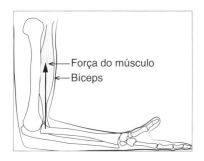

FIGURA 5.4 A força exercida pelo músculo bíceps é representada pelo vetor que parte do ponto de inserção do músculo no osso e se estende pela direção do músculo.

Aparelho locomotor

O aparelho locomotor humano, com duas centenas de ossos, articulações e músculos, além da função estrutural que permite suportar, conter e dar forma às partes moles como massa muscular, gordura e pele, possibilita ao ser humano movimentar-se e deslocar-se fazendo esforços consideráveis, ou seja, com a realização de trabalho mecânico.

O formato dos ossos e sua estrutura interna combinam leveza e resistência. As articulações, bem lubrificadas, deslizam suavemente sem atrito, garantindo os mais diversos movimentos.

Articulações e juntas

As juntas são os locais em que os ossos se tocam. Algumas são fixas, unindo firmemente os ossos (juntas do crânio). As articulações são juntas móveis que possibilitam os movimentos. Vale citar dois tipos de articulações, mostradas na Figura 5.5:

- tipo bola e soquete, como a dos ombros, que possibilita o movimento giratório dos braços;
- tipo dobradiça, como a dos joelhos e cotovelos, que permite o movimento em um plano.

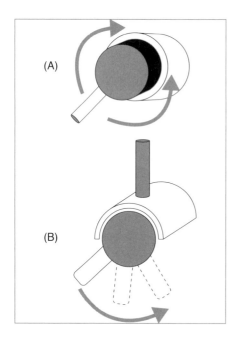

FIGURA 5.5 Modelo de articulação **(A)** tipo bola e soquete e **(B)** tipo dobradiça.

Os ossos articulados têm cartilagem macia na extremidade junto à articulação. Além disso, a região é preenchida com líquidos viscosos que garantem boa lubrificação.

Os músculos e seus ligamentos, resistentes cordões fibrosos junto aos ossos, mantêm o conjunto constituído pelos ossos e articulações em seus lugares e são responsáveis pela movimentação dessa estrutura, permitindo ainda girar e torcer dentro de certos limites. Um dano considerável acontece quando os ligamentos são forçados além de seu limite de resistência e se rompem.

Músculos e alavancas

Existem três tipos de músculos no corpo: o esquelético, o liso e o cardíaco. O músculo cardíaco constitui o coração e tem ação involuntária. A musculatura lisa, também de ação involuntária, está presente em órgãos como o tubo digestivo e os vasos sanguíneos. Os músculos esqueléticos têm ação voluntária e são os que recobrem o esqueleto e geram os movimentos.

A força muscular deve ser tratada como força de ação sobre a haste (segmento ósseo) da alavanca. A força de resistência corresponde ao peso do segmento mais o peso de cargas externas a ele adicionadas (essas forças são representadas em seus centros de gravidade).

Em sua maioria, os músculos trabalham aos pares para produzir um determinado movimento, por exemplo, a flexão do braço. Ao se contrair o músculo bíceps, o braço flexiona, e o tríceps, músculo da parte traseira, relaxa. Para estender o braço, ocorre a inversão da ação muscular.

Identificação de alavancas no corpo

Alavancas de primeira classe (alavancas interfixas)

No corpo, esse sistema de alavancas é frequentemente usado para manter postura ou equilíbrio. Um exemplo é o caso da cabeça (seu peso é a força de resistência) apoiada na articulação atlanto-occipital e equilibrada pela força dos músculos extensores (força de ação). O mesmo princípio é encontrado nas articulações intervertebrais nas posições sentada e em pé, nas quais o peso do tronco é equilibrado pelas forças do músculo eretor da coluna, atuando sobre o eixo vertebral.

EXERCÍCIO 5.8

A cabeça de uma pessoa é mantida ereta em equilíbrio, graças ao músculo esplênio, visto que seu centro de gravidade não está alinhado ao ponto de suporte na junção atlanto-occipital. O peso da cabeça, aplicado em seu centro de gravidade, é de 50 N.

a) Calcule a intensidade da força muscular exercida pelo músculo esplênio.
b) A que tipo de alavanca corresponde esse sistema?
c) Calcule a vantagem mecânica dessa alavanca.

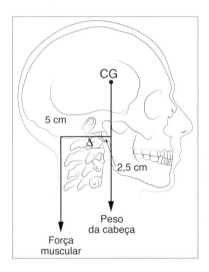

Alavancas de segunda classe (alavancas inter-resistentes)
Esse sistema proporciona vantagem mecânica e é pouco encontrado no corpo humano. Vale citar os exercícios de flexão de braços sobre o solo como pertencentes a essa classe. Neles, o apoio está na ponta dos pés, o peso no centro de gravidade corresponde à força de resistência, e a força de ação é a exercida pelos braços durante a flexão.

Alavancas de terceira classe (alavancas interpotentes)
Essa classe de alavancas é muito comum no corpo humano. Nesse caso, o braço de resistência é sempre mais longo que o braço de ação, acarretando desvantagem mecânica (vantagem mecânica 0,1 ou menor). Por outro lado, um pequeno encurtamento de um músculo causa um grande arco de movimento, podendo transportar uma carga relativamente pequena a uma grande distância. São vários os exemplos: o deltoide atuando sobre a articulação glenoumeral, o flexor superficial dos dedos nas articulações interfalângicas, o extensor radial do carpo do punho, o tibial anterior na articulação do tornozelo, e o bíceps braquial no cotovelo.

O primeiro passo na análise da alavanca é identificar seu eixo de rotação. Em seguida, devem-se identificar as linhas de ação das forças muscular (ação) e de resistência (peso). Finalmente, determinam-se os braços dessas forças. A Figura 5.6 mostra três exemplos de alavancas no corpo humano, sendo um de cada tipo. Estão representados para cada uma delas as forças de resistência (peso), de ação (musculares) e o eixo de rotação.

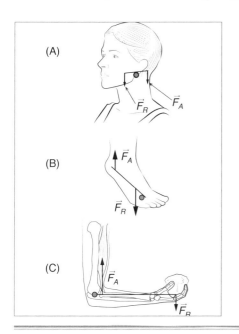

FIGURA 5.6 Exemplos de alavancas do corpo humano. Estão representadas as alavancas do tipo interfixa (A), inter-resistente (B) e interpotente (C). Em todos os tipos F_R é o peso e F_A, a força muscular.

EXERCÍCIO 5.9

Flexione e estenda seu braço ficando atento à ação dos músculos bíceps braquial e tríceps. Procure representar cada situação pelos correspondentes diagramas de força e classifique as alavancas.

EXERCÍCIO 5.10

Considere um braço sob a ação do bíceps braquial atuando como flexor em diversas posições. Represente essa ação muscular em cada caso, identifique sua linha de ação e determine os respectivos braços de ação. Determine o ângulo em que o torque é máximo.

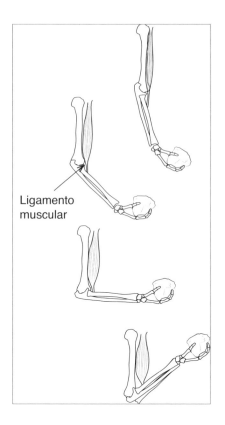

Ligamento muscular

EXERCÍCIO 5.11

Um segmento antebraço-mão pesando 15 N com carga adicional de 50 N na mão, a 25 cm do cotovelo, é mantido a um ângulo de 45° com o úmero orientado verticalmente. O centro de gravidade do antebraço-mão está localizado a 15 cm do centro articular do cotovelo, e o músculo flexor se insere a 3 cm do centro articular. Determine a intensidade da força no músculo flexor para manter esta posição e classifique o tipo de alavanca.

Máquinas simples | 117

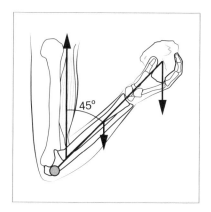

EXERCÍCIO 5.12

Uma mão, localizada a 30 cm do cotovelo, exerce uma força de 50 N em uma balança. Considere que o tríceps se insere na ulna em um ângulo de 90°, a uma distância de 2,5 cm do cotovelo. O peso do antebraço mais o da mão, de 15,6 N, é aplicado em seu centro de gravidade a 15 cm do cotovelo. Note que a força que a balança exerce na mão é de contato (normal) e vale também 50 N. A força de reação no eixo de rotação não está desenhada. Determine a intensidade da força no tríceps.

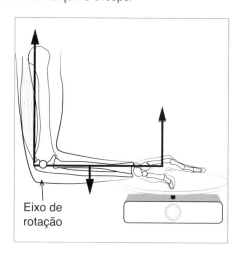

EXERCÍCIO 5.13

Um terapeuta aplica ao antebraço uma força lateral de 80 N a 25 cm de distância do cotovelo. O bíceps insere-se no rádio a um ângulo de 90° e a uma distância de 3 cm do cotovelo. Determine a intensidade da força no bíceps e a intensidade da força de reação exercida pelo úmero sobre a ulna.

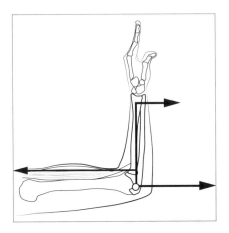

POLIAS OU ROLDANAS

Até aqui, estiveram em foco as ações musculares sobre os ossos para realização de algum movimento ou mesmo para sustentar uma determinada estrutura em seu lugar quando esta é submetida a esforços externos. No entanto, não se deve esquecer das situações em que forças externas, como as trações que geram torques e efeitos de alavancas, são exercidas através de aparelhos em ambientes hospitalares ou ainda em academias de ginástica. Normalmente, essas forças têm suas intensidades determinadas por sistemas de polias, que serão discutidos a seguir.

Uma roldana ou polia é um disco com um sulco em sua volta pelo qual passa uma corda, um cabo ou uma corrente que tem a função de mudar a direção da força. O disco possui um eixo central em torno do qual ele gira. As roldanas podem ser fixas ou móveis. Uma roldana fixa tem seu eixo fixo em algum suporte, enquanto uma polia móvel tem uma das extremidades da corda presa a um suporte.

Várias estruturas do corpo humano possuem propriedades de polias simples fixas. Tendões fazem o papel de cordas e as proeminências ósseas, de discos (polias fixas). Os fluidos lubrificantes reduzem o atrito entre o tendão e o osso a quase zero.

Uma polia fixa permite mudar a direção de uma força sem, no entanto, alterar sua intensidade. Em uma das extremidades da corda aplica-se a força de resistência F_R (peso P) e, na outra, a força de ação F_A, como se pode ver na Figura 5.7A. Se o corpo de peso P estiver em equilíbrio, a soma das forças aplicadas a ele deve ser igual a zero. Portanto, deve haver uma força F_A de igual intensidade que P, com sentidos opostos. Como a corda muda a direção da força, a força F_A à direita que será aplicada por uma pessoa tem o mesmo valor que a força F_A na corda à esquerda. Vamos agora demonstrar que $F_A = F_R$.

A polia fixa comporta-se como se fosse uma alavanca interfixa de braços r iguais ao raio da roda. Para que o sistema esteja em equilíbrio, os torques das forças devem ser iguais: $F_A r = F_R r$. Dessa equação, conclui-se que $F_A = F_R$. Nesse caso, a vantagem mecânica é 1, porque a intensidade da força de ação é a mesma da força de resistência.

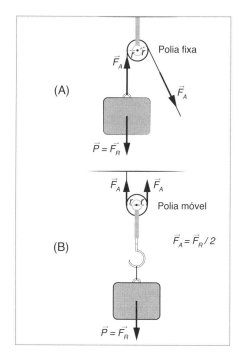

FIGURA 5.7 (A) Representação de uma polia fixa a uma estrutura. Esse tipo de polia muda a direção da força **F_A** aplicada, mas não sua intensidade, $F_A = P = F_R$. (B) Representação de uma polia móvel. Nela, a condição de equilíbrio impõe que a força F_A seja a metade de $P = F_R$, ou seja, $F_A = P/2$.

A Figura 5.7B mostra uma polia móvel. Ela se comporta como se fosse uma alavanca inter-resistente, no qual o braço de ação é $2r$ e o da resistência, r, tomando como polo o ponto de aplicação da força F_A na corda esquerda. Portanto, se o sistema estiver em equilíbrio, é possível escrever que: $F_A 2r = F_R r$. Dessa equação, obtém-se que $F_A = F_R/2$. Logo, a vantagem mecânica de uma polia móvel é 2. Como se pode ver, as polias móveis permitem exercer uma força de intensidade menor do que aquela que seria necessária sem ela. Salienta-se que, nesta análise, o peso da polia não foi considerado.

Combinação de polias

É possível projetar sistemas complexos de polias que envolvem muitas polias e que certamente levam a uma vantagem mecânica significativa.

A Figura 5.8 mostra a combinação de uma polia fixa com uma móvel. Como se pode ver, nesse caso, a força de ação é reduzida à metade da força de resistência, que é o peso do corpo que se quer levantar. Além disso, a direção da força foi modificada.

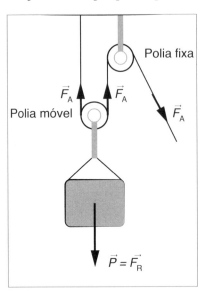

FIGURA 5.8 Representação de uma combinação de uma polia fixa com uma polia móvel para levantar um peso com uma força de ação $F_A = P/2$.

Quando o sistema de polias é constituído por polias móveis independentes, que sejam sempre sustentadas por um número par de forças, tem-se a chamada talha exponencial (Figuras 5.8 e 5.9).

Nesse caso, como já demonstrado, cada polia móvel faz com que a força de ação necessária para manter o sistema em equilíbrio seja a metade daquela que seria necessária sem o emprego da combinação de polias.

Na talha exponencial com N polias móveis, a vantagem mecânica é dada, então, por:

$$V_M = \frac{F_R}{F_A} = 2^N \tag{5.5}$$

De modo mais claro, pode-se dizer que a intensidade da força de ação, F_A, é a intensidade da força de resistência, F_R, dividida por 2^N.

No caso da Figura 5.8, a vantagem mecânica é 2^1, ou seja, 2. Já no caso da Figura 5.9, a vantagem mecânica é 2^2, ou seja, 4, uma vez que $F_A = P/4$.

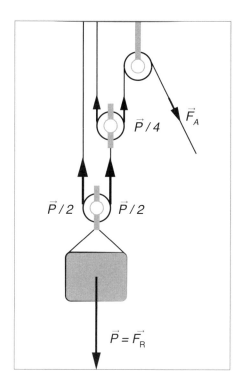

FIGURA 5.9 Representação de talha exponencial com duas polias móveis e vantagem mecânica igual a 4.

O sistema mostrado na Figura 5.10 é constituído por três polias: duas fixas e uma móvel. Aplicando-se a condição de equilíbrio estático sobre a polia móvel, verifica-se que a soma vetorial das três forças para cima tem de ser igual ao peso do objeto suspenso. Foi desprezado o peso dos discos e das cordas. No caso em que é possível considerar verticais as forças para cima, pode-se afirmar que a intensidade da força de ação, F_A, na Figura 5.10 é 1/3 do peso do objeto suspenso, ou seja, $P = 3F_A$. A intensidade da força F_A é de 66,7 N e a vantagem mecânica do sistema é 3.

Na Figura 5.10, a polia móvel está suspensa em equilíbrio pela ação de três forças. Já a Figura 5.11 ilustra uma combinação de polias em que é adotada uma configuração com duas polias fixas e um suporte de carga com duas polias móveis. Nesse caso, um mesmo cabo passa por todas as polias, fixas e móveis, originando as quatro forças que sustentam o suporte de carga. Em equilíbrio estático, essas forças são de igual intensidade, e, somadas, têm valor igual ao peso da carga suspensa, ou seja, a força de ação é um quarto do peso da carga e a vantagem mecânica é 4. Assim, a intensidade da força de ação F_A é igual a 625 N, ou seja, 1/4 do peso do objeto suspenso. Lembre-se de que as polias fixas apenas desviam a direção da força.

122 | Desvendando a física do corpo humano: biomecânica

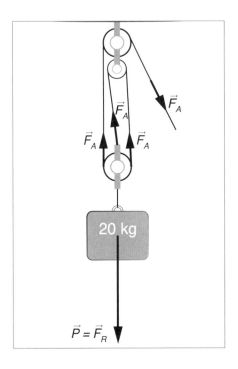

FIGURA 5.10 Combinação de uma polia móvel (de baixo) com duas polias fixas (de cima) garantindo uma vantagem mecânica de até 3.

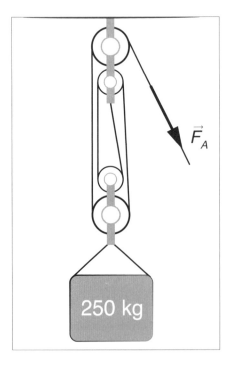

FIGURA 5.11 Combinação de duas polias fixas com duas polias móveis suspensas, cada uma delas, por um número par de forças.

A configuração da Figura 5.11 pode acomodar um número maior de polias, desde que o número de polias fixas seja igual ao número das polias que ficam no suporte de carga móvel. Assim, para três polias no suporte, haveria seis forças verticais, para cima, estabelecendo o equilíbrio do conjunto, obtendo-se uma vantagem mecânica igual a 6. Um aprimoramento da configuração da Figura 5.11 é dispor as polias em um mesmo eixo.

Com relação aos sistemas de polias, que garantem vantagem mecânica, cabe ainda uma última observação com relação ao trabalho realizado pelas forças envolvidas. Desprezando-se o atrito no sistema, o trabalho realizado pela força de ação, F_A, com o emprego da máquina, tem de ser igual ao trabalho que seria realizado sem ela, quando seria preciso exercer diretamente a força F_R. Isso significa que, para elevarmos um objeto de peso P, de uma altura h com um sistema de polias com vantagem mecânica 2 ($F_A = P/2$), é necessário puxar um cabo com comprimento d, que será o dobro da altura elevada, $d = 2h$. Dessa maneira, o trabalho $W = F_A d = Ph$.

Sistemas de tração

Em várias modalidades de tratamento, principalmente os ortopédicos relacionados a fraturas, há a necessidade de imobilizar a região afetada, amenizar seu peso e mesmo exercer tração enquanto o tratamento evolui. Para isso, são empregados sistemas de polias. Os exemplos a seguir exploram alguns desses sistemas.

EXEMPLO 5.1

Determine o módulo, a direção e o sentido da força de tração exercida sobre a perna do paciente representado na figura a seguir. As duas polias estão em um mesmo plano horizontal.

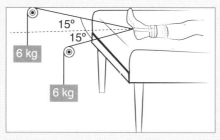

Neste caso, ambas as polias são fixas e, portanto, apenas mudam a direção das forças possibilitando exercer trações iguais aos pesos suspensos, cada um com 60 N. A força de tração resultante será horizontal para a esquerda, com módulo dado pela aplicação da lei dos cossenos.

$T = \sqrt{(60\ N)^2 + (60\ N)^2 + 2(60\ N)(60\ N)\cos 30°} = 115,9\ N$

EXEMPLO 5.2

Um arranjo equivalente ao do Exemplo 5.1 é dado a seguir. Aqui, as polias têm suas posições alteradas e um único cabo é utilizado com uma extremidade presa à parede e a outra sustentando o peso para tracionamento.

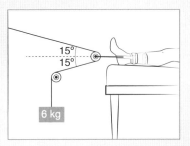

Nesta configuração, utiliza-se um único peso para exercer duas forças de mesma intensidade, 60 N cada, cuja resultante é 115,9 N, ou seja, maior do que o próprio peso.

EXEMPLO 5.3

Analise agora um sistema de polias utilizado para tracionar um fêmur imobilizado.

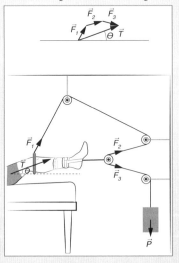

(continua)

Neste exemplo, existe apenas um cabo sujeito à força peso, P, do objeto suspenso. O sistema de polias origina as forças F_1, F_2 e F_3, cuja soma vetorial resulta na força de tração T. A soma vetorial está na parte superior da figura, onde se mostra o ângulo θ que a tração resultante faz com a horizontal. O mesmo ângulo e direção da linha de ação da tração resultante também estão representados na figura do sistema de tracionamento.

EXERCÍCIO 5.14

Determine a intensidade, a direção e o sentido da força de tração para o sistema do Exemplo 5.3 para o caso em que a intensidade das forças obedece à seguinte escala: os módulos dos vetores **F_1**, **F_2** e **F_3** são iguais e valem 45 N.

EXEMPLO 5.4

Determine a intensidade, a direção e o sentido da força de tração na polia presa ao paciente sob tracionamento.

Dado: sen $45° = \cos 45° = 0{,}707$.

A intensidade de cada uma das três forças de tração $= 50$ N. Aplicando a condição de equilíbrio com relação à translação:

Na vertical: $T_y = 50$ N $+ 50$ N $+ (50$ N$)$sen $45° = 135{,}4$ N.
Na horizontal: $T_x = (50$ N$)\cos 45° = 35{,}4$ N.
$T^2 = T_y^2 + T_x^2$; portanto, $T = 139{,}9$ N
sen $\theta = T_y/T = 0{,}967$. Portanto, T faz um ângulo $\theta = 75{,}3°$ com a horizontal.

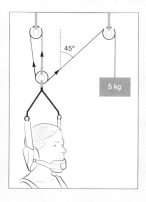

PLANO INCLINADO

No Exemplo 1.6 do Capítulo 1, foi feita a análise das forças que atuam em um corpo sobre um plano inclinado, verificando-se que a força necessária para manter um corpo no plano em equilíbrio estático corresponde a uma fração do peso desse corpo. Mais exatamente, essa força de ação é igual ao peso do corpo, multiplicado pelo seno do ângulo de inclinação do plano. Analise a Figura 5.12.

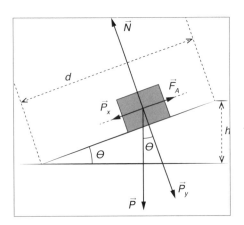

FIGURA 5.12 Ilustração de um plano inclinado com inclinação θ, comprimento da rampa d e altura h. Constam no diagrama de forças a força peso do objeto, **P**, a componente da força peso paralela ao plano, **P$_x$**, a componente da força peso perpendicular ao plano, **P$_y$**, a força de apoio, **N**, normal à superfície e a intensidade da força de ação, $F_A = P_x$ capaz de estabelecer o equilíbrio estático do objeto no plano.

Para transportar um corpo de baixo para cima usando um plano inclinado de altura h, quanto menor o ângulo θ de inclinação, menor será a força de ação a ser empregada. Em contrapartida, o comprimento da rampa d a ser percorrido será maior. Isso porque o trabalho realizado com ou sem a máquina deve ser o mesmo se o atrito for desprezado. A força de atrito realiza trabalho contrário ao movimento, obrigando a força de ação a ser maior do que no caso ideal, reduzindo a vantagem mecânica.

Analisando o diagrama de forças na Figura 5.12, é possível estabelecer para a situação sem atrito que:

- A intensidade da força de ação é dada por: $F_A = P_x = P \operatorname{sen}\theta$.
- Como $\operatorname{sen}\theta = \dfrac{h}{d}$, pode-se escrever: $F_A = P\dfrac{h}{d}$.
- Assim, a vantagem mecânica é dada por: $V_M = \dfrac{F_R}{F_A} = \dfrac{Pd}{Ph} = \dfrac{d}{h}$.
- A expressão para a vantagem mecânica também pode ser obtida a partir do fato de que o trabalho realizado pela força de resistência é igual ao trabalho da força de ação, sem atrito: $W = F_R h = F_A d$.

EXERCÍCIO 5.15

Dentro de hospitais, nas ruas e em outros locais públicos, é fundamental que existam rampas de acesso para pessoas debilitadas ou portadoras de deficiência física que se locomovem com cadeira de rodas de maneira autônoma ou auxiliadas por alguém. Nesse contexto, determine a força necessária para manter uma pessoa em cadeira de rodas em uma rampa com comprimento de 1 m que permite uma elevação de 0,2 m, considerando que o conjunto pessoa-cadeira de rodas tenha peso de 800 N (despreze o atrito). Qual a vantagem mecânica desse plano inclinado?

EXERCÍCIO 5.16

As figuras (A), (B) e (C) a seguir representam situações em se empregam máquinas simples baseadas em polias, rodas e planos inclinados. Determine, para cada ilustração, a força de ação e a vantagem mecânica do sistema.

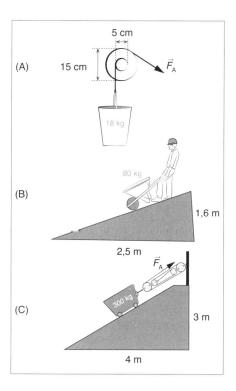

128 | Desvendando a física do corpo humano: biomecânica

RESPOSTAS DOS EXERCÍCIOS

Exercícios 5.1 a 5.4
Representações das alavancas e diagramas de forças correspondentes.

Exercício 5.5
F_A = 400 N; alavanca interpotente; V_M = 0,2.

Exercício 5.6
F_R = 187,5 N; alavanca inter-resistente; V_M = 7,5.

Exercício 5.7
F_R = 1.500 N; alavanca interfixa; V_M = 5.

Exercício 5.8

a) 25 N.
a) Interfixa.
b) 2.

Exercício 5.9
Para bíceps – interpotente; para tríceps – interfixa.

Exercício 5.10
O torque será máximo quando o ângulo entre o braço e o antebraço for de 90°.

Exercício 5.11
F = 491,7 N; interpotente.

Exercício 5.12
F = 506 N; interfixa.

Exercício 5.13
$F_{BÍCEPS}$ = 667 N ; $F_{REAÇÃO}$ = 587 N.

Exercício 5.14
T = 120 N.

Exercício 5.15
F_A = 160 N; V_M = 5.

Exercício 5.16

a) F_A = 60 N; V_M = 3
b) F_A = 431 N; V_M = 1,86
c) F_A = 360 N; V_M = 8,33.

FORÇA MUSCULAR

A postura corporal incorreta adotada no dia a dia acarreta forças imensas na coluna, que são, em geral, a causa de dores lombares. As forças que atuam no quadril durante o caminhar também são muito grandes. Modelos simplificados podem ser usados para o cálculo das forças envolvidas. Os princípios que orientam esses cálculos são as condições de equilíbrio estático do corpo ou de partes dele.

OBJETIVOS

- Estabelecer e aplicar as condições de equilíbrio de um corpo rígido
- Calcular as forças aplicadas no quadril durante o caminhar
- Calcular as forças aplicadas na coluna vertebral e verificar a influência da postura no levantamento de pesos do chão

CONDIÇÕES DE EQUILÍBRIO DE UM CORPO RÍGIDO

O equilíbrio de um corpo pode ser estático ou dinâmico. Neste capítulo, serão discutidas as condições de equilíbrio estático que devem garantir que não haja translação nem rotação. As condições de equilíbrio já foram discutidas separadamente nos Capítulos 1 e 2.

Condição necessária para que um corpo não sofra translação

A soma vetorial de todas as forças aplicadas sobre o corpo deve ser nula, ou seja, a resultante das forças aplicadas deve ser nula:

$$\vec{R} = \vec{F}_1 + \vec{F}_2 + \vec{F}_3 + ... + \vec{F}_n = \sum_{i=1}^{i=n} \vec{F}_i = 0 \qquad (6.1)$$

Equivale a dizer que as componentes ortogonais da resultante devem ser nulas:

$$\vec{R}_x = \sum \vec{F}_x = 0 \text{ e } \vec{R}_y = \sum \vec{F}_y = 0 \qquad (6.2)$$

Essa condição, no entanto, não impede que ocorra uma rotação, como no caso do binário, visto no Capítulo 2. Portanto, ela é necessária, porém não é suficiente para que um corpo fique em equilíbrio.

Condição suficiente para que um corpo não sofra rotação

A soma algébrica dos módulos dos momentos (torques) das forças deve ser igual a zero.

$$M_T = M_1 + M_2 + M_3 + ... + M_n = \sum_{i=1}^{i=n} M_i = 0 \qquad (6.3)$$

O princípio do equilíbrio rotacional ainda requer que a linha de ação da força peso do corpo – que passa pelo seu centro de gravidade – deve cair na área que engloba os apoios do corpo, como já foi discutido no Capítulo 3.

SISTEMA DE FORÇAS PARALELAS

Um sistema de forças paralelas ocorre quando todas as forças que atuam sobre um corpo rígido forem aplicadas perpendicularmente a um dado segmento de reta. Veja ilustração do Exemplo 6.1. Nesse caso, as condições de equilíbrio estático para as forças e seus respectivos torques tornam-se equações algébricas das quais as incógnitas podem ser obtidas por meio de cálculo. A resolução do problema se inicia pela equação dos torques. Nela, escolhe-se como eixo o ponto de aplicação de uma força incógnita, por conveniência, pois seu torque é eliminado da equação, uma vez que o braço dessa força é igual a zero. A seguir, usa-se o fato de que a resultante de todas as forças aplicadas deve ser nula, ou escreve-se outra equação do torque, escolhendo um outro eixo.

EXEMPLO 6.1

Alice e Paulo carregam uma peça de 50 kg que está sobre uma tábua de 3 m de comprimento, cujo peso de 100 N está aplicado em seu centro de gravidade. A peça está a 1 m de distância de Paulo. Determine as intensidades das forças exercidas por Alice, F_A, e por Paulo, F_P.

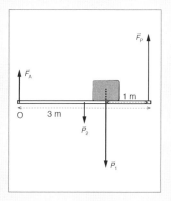

Incógnitas: F_A e F_P; escolhe-se o ponto O como o eixo de rotação. Dessa maneira, o torque da força F_A exercida por Alice se anula. Portanto, aplicando a segunda condição de equilíbrio:

$M_T = -P_2(1,5 \text{ m}) - P_1(2,0 \text{ m}) + F_P(3,0 \text{ m}) = 0$
$-(100 \text{ N})(1,5 \text{ m}) - (50 \text{ kg})(10 \text{ m/s}^2)(2,0 \text{ m}) + F_P(3,0 \text{ m}) = 0$
$F_P = [(150 + 1.000)\text{N}\cdot\text{m}]/3,0 \text{ m} = 383,3 \text{ N}$
$F_P = 383,3$ N, força exercida por Paulo.

Agora, aplica-se a primeira condição de equilíbrio, em que a resultante das forças deve ser nula:

$F_A + F_P = P_1 + P_2$
$F_A = P_1 + P_2 - F_P = 500 \text{ N} + 100 \text{ N} - 383,3 \text{ N} = 216,7 \text{ N}$
$F_A = 216,7$ N, força exercida por Alice.

No Exemplo 6.1, todas as forças que agem na tábua estão aplicadas sobre um mesmo segmento de reta, isto é, a própria tábua.

No Exemplo 6.2 e nos Exercícios 6.1 e 6.2, todas as forças que agem no corpo são paralelas, perpendiculares ao solo, porém estão aplicadas em níveis diferentes com relação ao eixo vertical. Para resolver esses exercícios, todos os vetores força podem ser transportados para um mesmo nível, por exemplo, o solo, como foi visto no Capítulo 1, em adição de vetores.

EXEMPLO 6.2

Determine as forças de contato exercidas pelo solo sobre os pés direito N_d e esquerdo N_e de um homem em pé, ereto. A massa do homem é de 70 kg e o centro de gravidade está indicado na figura a seguir. Os pés estão a uma distância de 30 cm entre si e a linha de ação da força peso que passa pelo centro de gravidade cai exatamente na metade dessa distância.

Começa-se transportando a força peso ao nível do solo. Coloca-se o eixo de rotação O', por exemplo, no pé esquerdo, por conveniência, e aplica-se a segunda condição de equilíbrio:

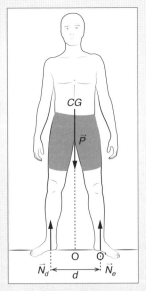

$M_T = (700 \text{ N})(0{,}15 \text{ m}) - N_d(0{,}30 \text{ m}) = 0$
$N_d = (105 \text{ N·m}) / 0{,}30 \text{ m} = 350 \text{ N}$

Pela primeira condição de equilíbrio: $N_d + N_e = P = 700 \text{ N}$
Portanto, como $N_d = 350 \text{ N}$, $N_e = 350 \text{ N}$.

EXERCÍCIO 6.1

Considere um homem de 70 kg, que machucou o pé esquerdo. Com isso, a força que o pé esquerdo aplica sobre o solo passou a ser de 200 N. Se a distância entre os pés for de 30 cm, calcule a distância do pé machucado à linha de ação da força peso que passa pelo centro de gravidade. Calcule também a força de contato exercida pelo solo no pé sadio.

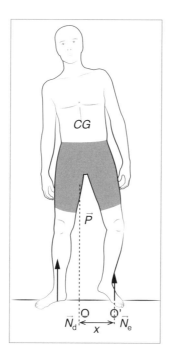

EXERCÍCIO 6.2

Um atleta faz exercício de flexão de braço sobre o solo. Sua massa é de 60 kg e a linha imaginária de ação da força peso do corpo, que passa pelo centro de gravidade do seu corpo, cai no solo a 1,0 m dos pés e a 0,6 m das mãos. Calcule as forças de contato exercidas pelo solo nas mãos e nos pés do atleta, na posição em que os braços estão esticados e o corpo afastado do solo, como mostra a figura a seguir.

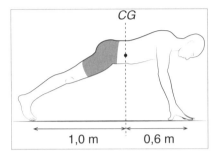

SISTEMA DE FORÇAS NÃO PARALELAS

As forças que ocorrem dentro de ou sobre um corpo nem sempre são paralelas, mas formam ângulos entre si. Uma das maneiras para obter uma resolução exata dessas situações é utilizar a decomposição das forças nas direções ortogonais determinadas. Uma maneira interessante de escolher os eixos para decompor as forças é aquela em que o torque de uma das componentes se anula, não causando rotação, embora possa causar compressão ou tração de uma articulação. A outra componente será perpendicular ao braço da força e causará rotação.

EXEMPLO 6.3

Considere um braço esticado na horizontal. Nessa postura, o braço é suportado pela força muscular F, exercida pelo músculo deltoide inserido a 12 cm da junção no ombro a um ângulo de 15° com o braço. A força peso P do conjunto braço-antebraço-mão, cuja intensidade vale 44 N, está aplicada no centro de gravidade do conjunto que dista 30 cm da junção no ombro. Para equilibrar o braço, há uma terceira força, a de contato N, aplicada ao úmero na junção. Determine F e N.

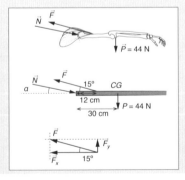

(continua)

Localiza-se o eixo de rotação na junção do ombro, por conveniência. Começa-se decompondo a força muscular F em uma componente perpendicular, F_y, ao braço e a outra paralela, F_x. O torque da força paralela se anula e $F_y = F\text{sen}15° = F(0,259)$.

Aplica-se a condição de resultante do torque nulo, lembrando que o torque decorrente da força de contato, que é incógnita, se anula, pois o braço da força neste caso é zero. Portanto:

$P(0,30 \text{ m}) = (F\text{sen } 15°)(0,12 \text{ m}) = F(0,259)(0,12 \text{ m})$
$F = [(44 \text{ N})(0,30 \text{ m})]/[0,259 \times (0,12 \text{ m})]; F = 425 \text{ N}$

Agora, aplica-se a condição de resultante das forças aplicadas igual a zero:

$P + F + N = 0$

Para isso, as forças são decompostas em componentes vertical e horizontal:

$F_y = (425 \text{ N}) \times 0,259 = 110,0 \text{ N}$
$F_x = (425 \text{ N})\cos 15° = (425 \text{ N}) \times 0,966 = 410,5 \text{ N}$
$N_y = N\text{sen}\alpha$
$N_x = N\cos\alpha$

A somatória das forças verticais deve ser igual a 0:

$44 \text{ N} - 110 \text{ N} + N_y = 0$; de onde se obtém que:

$N_y = 66,0 \text{ N}$.

A somatória das forças horizontais também deve ser igual a 0:

$- 410,5 \text{ N} + N_x = 0$; portanto:

$N_x = 410,5 \text{ N}$.

Pelo teorema de Pitágoras:

$N^2_x + N^2_y = N^2 = (410,5 \text{ N})^2 + (66,0 \text{ N})^2 = 172.866,25 \text{ N}^2$

Portanto, $N = 416 \text{ N}$
Resta descobrir o valor do ângulo α.
Sabendo-se que $N\text{sen}\alpha = 66 \text{ N}$, $\text{sen}\alpha = (66 \text{ N})/(416 \text{ N})$; de onde se obtém que:

$\alpha = \text{arcsen}\alpha = 9,1°$

EXERCÍCIO 6.3

Uma pessoa de 100 kg está em pé na ponta dos dois pés. Note que cada pé está sujeito à força normal, igual à metade do seu peso. Encontre a força de contato **C** exercida pelos ossos tíbia e fíbula sobre o pé e a força muscular **F** no tendão do calcâneo que faz um ângulo de 37° com a horizontal. Na ponta dos pés, a distância entre os pontos de aplicação da força de contato e da força muscular em corte longitudinal é de 5 cm e, entre os pontos de aplicação da força de contato e da força normal, é de 6 cm.

Sugestão: considere o ponto em que a força está aplicada como polo ou eixo de rotação.

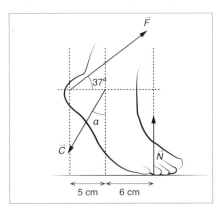

FORÇAS NO QUADRIL

Ao caminhar, fica-se momentaneamente em pé sobre um dos pés, que é trocado a cada passo. Nesse instante, o centro de gravidade deve pertencer a uma linha imaginária que passa pelos vetores da força peso W do corpo e da força normal N exercida pelo chão que o equilibra, como foi visto no Capítulo 3. A força normal localiza-se no pé que está sobre o solo. A cada passo, a articulação do quadril (acetábulo femoral, que é do tipo bola e soquete) exerce sobre a cabeça do fêmur do lado da perna que suporta o peso uma força de contato C maior do que duas vezes o peso do corpo. A força abdutora F é exercida pelos músculos glúteo médio, glúteo mínimo e tensor da fáscia lata femoral sobre o trocanter maior do fêmur. V. T. Inman publicou, em 1947, o artigo "Functional aspects of the abdutor muscles of the hip" na revista *J. Bone Joint Surg.* 29: 607-19, no qual são apresentados resultados de medidas de forças exercidas pelos músculos abdutores. Ele encontrou que a força abdutora forma um ângulo de 70° com a horizontal e determinou as distâncias médias envolvidas em um membro inferior de um adulto, como ilustra a Figura 6.1A. A Figura 6.1B é um modelo geométrico simplificado com as forças aplicadas na perna direita sobre o solo.

Dessa maneira, ao caminhar, a força de contato **C** muda drasticamente de intensidade conforme o peso do corpo é sustentado por um pé ou outro, alternadamente.

Quando uma pessoa caminha, a linha de ação da força peso do corpo que passa pelo centro de gravidade é colocada instintivamente sobre o pé que está no solo. Portanto, a cada passo em que o pé sobre o solo é trocado, o centro de gravidade tem de se deslocar coerentemente. Em um caminhar normal, esse processo ocorre automaticamente, mas o equilíbrio se torna desastroso quando se tenta caminhar muito lentamente, sobretudo de olhos fechados. O corpo vai para a frente e para trás, parecendo não ter decidido onde colocar a linha de ação da força peso que passa pelo centro de gravidade, se no pé direito ou no esquerdo.

O caminhar trata a dinâmica, mas as forças envolvidas podem ser analisadas considerando-se que o corpo está em equilíbrio estático momentaneamente, enquanto fica com um dos pés no chão.

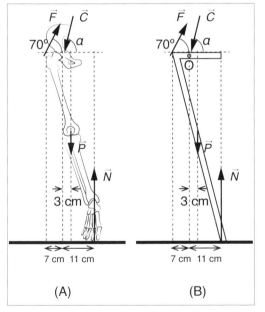

FIGURA 6.1 (A) Perna direita de um adulto em pé, em equilíbrio sobre ela. As forças e as distâncias envolvidas estão indicadas. **P** é o peso do conjunto coxa-perna-pé e **N**, a reação normal ao peso do corpo **W**. (B) Modelo geométrico esquematizado da perna da Figura 6.1A.

EXEMPLO 6.4

Considere uma pessoa de 60 kg em pé sobre a perna direita. A massa de cada conjunto coxa-perna-pé é de 9,0 kg. Use a Figura 6.1B e determine as intensidades: a) da força abdutora F, exercida pelos músculos glúteos sobre o trocanter maior do fêmur e que faz um ângulo de 70° com a horizontal; b) da força de contato C, exercida pelo acetábulo (soquete da pelve) sobre a cabeça do fêmur, assim como a direção da força de contato com relação à horizontal.

Localiza-se o eixo de rotação O, onde a força de contato C está aplicada. Decompõem-se as forças F e C em suas componentes ortogonais:

$F_y = F\text{sen }70° = F \times 0,940$ e $F_x = F\cos 70° = F \times 0,342$
$C_y = C\text{sen}\alpha$ e $C_x = C\cos\alpha$

Aplica-se a condição de resultante do torque nula ao redor do eixo de rotação O:

$0 = - F_y(0,07 \text{ m}) - P(0,03 \text{ m}) + N(0,11 \text{ m})$
$0 = - F \times 0,940(0,07 \text{ m}) - (90 \text{ N})(0,03 \text{ m}) + (600 \text{ N})(0,11 \text{ m})$; desta equação obtém-se que: $F = 962$ N
Portanto, $F_y = 904,3$ N e $F_x = 329$ N.
Agora, aplica-se a condição de que a soma das componentes das forças nos eixos y e x deve ser igual a zero:

$0 = F_y - C_y - P + N = (904,3 \text{ N}) - C_y - (90 \text{ N}) + (600 \text{ N})$
$C_y = 1.414,3$ N
$0 = F_x - C_x$
$C_x = 329$ N

Fazendo a soma vetorial: $C_y^2 + C_x^2 = C^2 = (1.414,3 \text{ N})^2 + (329,0 \text{ N})^2$
$C = 1.452$ N

Como esperado, C é maior do que duas vezes o peso corpóreo dessa pessoa. Sabendo-se que $(1.452 \text{ N})\cos\alpha = 329$, obtém-se:

$\alpha = \text{arc cos } 0,226; \alpha = 76,9°$

Força muscular | 139

EXERCÍCIO 6.4

Repita o Exemplo 6.4, supondo que a pessoa tenha o dobro da massa corpórea, isto é, 120 kg. A massa do conjunto coxa-perna-pé é de 20,5 kg. Todas as outras medidas são as mesmas. Observe o que isso acarreta.

Analisando os resultados do Exemplo 6.4 e do Exercício 6.4, observa-se que a razão entre as intensidades de cada uma das forças F e C, e o peso corpóreo, W, se mantém, isto é, $F/W = 1,6$ e $C/W = 2,4$.

FORÇAS NA COLUNA VERTEBRAL

Depois dos 40 anos de idade, são raras as pessoas que não têm dor nas costas ou na região lombar, causada por posturas incorretas durante a vida. Muitas pessoas podem vir a ter dor na região lombar decorrente de levantamento de pesos de forma incorreta, por exemplo, ao levantar uma criança que está no chão. Para entender um pouco a causa da dor, serão analisadas as forças envolvidas nesses casos.

A coluna vertebral humana é dividida em quatro partes, da parte superior para a inferior: a cervical, constituída por sete vértebras; a torácica, por doze vértebras; a lombar, por cinco vértebras; e o sacro, que contém o cóccix. Como descrito no Capítulo 1, as vértebras aumentam de tamanho continuamente de cima para baixo para poder aguentar pesos cada vez maiores. Entre as vértebras, há discos intervertebrais feitos de material fibroso para amortecer as forças e os impactos sofridos pela coluna vertebral, por exemplo, em corridas, quando momentaneamente a pessoa fica no ar e cai sobre um pé, diferentemente do caminhar, em que a pessoa nunca fica no ar. O comprimento da coluna vertebral de um adulto padrão é de 70 cm, que, no fim de um dia, pode chegar a encurtar 1,5 cm, mas essa diferença é recuperada após uma noite na posição horizontal. Esse fato é facilmente observado pelo motorista quando percebe que o ajuste do espelho retrovisor dentro do carro difere ligeiramente entre a manhã e o fim do dia. Com o passar dos anos, infelizmente, a coluna vai se encurtando pouco a pouco, principalmente por causa da osteoporose.

Os principais músculos usados para curvar as costas ou levantar objetos do chão são os músculos eretores da coluna. Eles ligam o ílio e a parte inferior do sacro a todas as vértebras lombares e a quatro vértebras torácicas. Estudos realizados por L. A. Strait, V. T. Inman e H. J. Ralston e publicados em *Amer. J. Phys.* 15, 377-8 (1947) mostraram que, durante uma flexão das costas, as forças exercidas pelos músculos eretores da coluna podem ser substituídas por uma única força sobre a coluna, considerada como um corpo rígido, em um ponto a 2/3 do seu comprimento em relação ao sacro, formando um ângulo de 12° com a coluna. O eixo de rotação localiza-se na quinta vértebra lombar. É exatamente nesse lugar que a força de contato (de reação) compressiva de maior intensidade é aplicada durante o encurvamento das costas. Se essa força ultrapassar certo limite, o disco intervertebral se achata e seu diâmetro aumenta, vindo a pressionar o nervo, e a consequência disso é a dor lombar.

Forças envolvidas na coluna vertebral em casos de postura incorreta

Uma das posturas incorretas é aquela em que a coluna vertebral é curvada (sem dobrar os joelhos), para escovar os dentes em uma pia ou pegar um objeto do chão. Para essas situações, na verdade, é impossível não curvar a coluna se os joelhos não forem flexionados. Mesmo no caso de escovação dos dentes em uma pia baixa em que a pessoa não levanta nenhum peso, verifica-se que, quando a coluna é inclinada, forças imensas estão envolvidas. Essas forças são tanto maiores quanto mais a coluna é inclinada, o que acontece com pessoas mais altas, uma vez que a altura das pias não é personalizada, mas, sim, padronizada. Aliás, em geral, quase tudo tem altura padronizada e pode ser a causa de dores na coluna, como é o caso de escrivaninhas, cadeiras, pias de cozinha ou assentos sanitários, de onde as pessoas altas e idosas têm extrema dificuldade em se levantar.

A Figura 6.2 mostra duas situações: apanhar um objeto do chão sem dobrar os joelhos em (A) e (B) e dobrando os joelhos em (C). Observe que, quando os joelhos são dobrados para apanhar um objeto do chão, a coluna se curva pouco quando comparada à situação em que os joelhos não são dobrados.

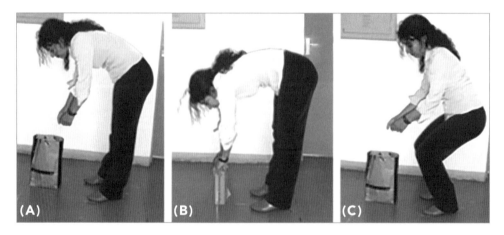

FIGURA 6.2 Postura errada (sem dobrar os joelhos) ao pegar objeto do chão em (A) e (B) e postura correta (com os joelhos dobrados) em (C). Imagem cedida por E. Okuno.

Hoje em dia, muitas pessoas aprendem a se portar corretamente, com a reeducação de postura, para evitar dores que resultam de posturas incorretas.

No Exemplo 6.5, são calculados os valores das forças envolvidas em uma coluna vertebral durante a flexão sem dobrar os joelhos, usando um modelo simplificado. Os resultados obtidos mostram que eles são bastante razoáveis, apesar de o modelo ser simplificado diante da complexidade do corpo humano.

EXEMPLO 6.5

Considere a situação de uma pessoa flexionada levantando um objeto do chão, com as pernas esticadas sem dobrar os joelhos, mostrada na Figura 6.3. A coluna, considerada como um corpo rígido, faz um ângulo ϕ de 30° com a horizontal. O peso do tronco P_1 dessa pessoa é de 300 N e está aplicado no meio da coluna. O peso P_2 da cabeça + dois (braços/antebraços/mãos) de 150 N acrescido de peso do objeto de 200 N atua na parte superior da coluna. A força muscular F exercida pelos músculos eretores age a 2/3 do comprimento da coluna, que é de 70 cm, formando um ângulo de 12° com a coluna.

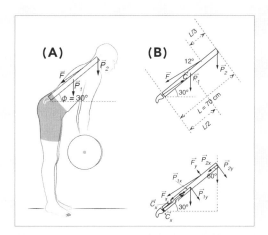

FIGURA 6.3 (A) Um adulto levantando um peso do chão. A coluna vertebral é representada por uma barra. (B) Modelo geométrico simplificado, com todas as forças aplicadas na coluna e distâncias envolvidas.

A força de contato C comprime o disco intervertebral entre o sacro e a quinta vértebra lombar. Supondo o corpo em equilíbrio, determine as intensidades de F, C e a direção de C. Estes dados se referem a um adulto padrão caucasiano de 70 kg.

(continua)

142 | Desvendando a física do corpo humano: biomecânica

Começa-se decompondo todas as forças em componentes ortogonais à barra que simula a coluna. Como a coluna faz um ângulo de 30° com a horizontal e os ângulos internos de um triângulo somam 180°, o ângulo dos pesos P_1 e P_2 com a barra vale 60°. Sabe-se também que:

$\cos 60° = 0,500$; $\text{sen } 60° = 0,866$; $\cos 12° = 0,978$; $\text{sen } 12° = 0,208$
$P_{1y} = P_1\text{sen } 60°$; $P_{1x} = P_1\cos 60°$; $P_{2y} = P_2\text{sen } 60°$; $P_{2x} = P_2\cos 60°$
$F_y = F\text{sen}12°$; $F_x = F\cos12°$
$C_y = C\text{sen}\alpha$; $C_x = C\cos\alpha$

Aplica-se a condição de torque total igual a 0 ao redor do eixo de rotação escolhido como estando na quinta vértebra lombar, por conveniência, uma vez que o torque decorrente da força C, que é incógnita, se anula. Vale lembrar que somente a componente perpendicular causa a rotação:

$- P_{1y}(0,35 \text{ m}) - P_{2y}(0,70 \text{ m}) + F_y(0,467 \text{ m}) = 0$
A única incógnita na equação acima é $F_y = F\text{sen } 12°$. Assim, $F = 3.123,6$ N.
Aplica-se, agora, a condição de que a resultante das forças aplicadas na coluna é igual a zero e, portanto, a resultante das componentes ortogonais deve ser zero.

$0 = - P_{1y} - P_{2y} - C_y + F_y$; a única incógnita é $C_y = 86,8$ N.
$0 = - P_{2x} - P_{1x} - F_x + C_x$; aqui, a única incógnita é $C_x = 3.380$ N.

Efetuando a soma vetorial $C_y^2 + C_x^2 = C^2$ e extraindo a raiz quadrada, obtém-se: $C = 3.381$ N.
Esse resultado informa que se o peso da pessoa for de 700 N, o que é razoável para uma pessoa com tronco que pesa 300 N, ao levantar um objeto pesando 200 N em postura inadequada, o disco intervertebral entre a quinta vértebra lombar e o sacro fica sujeito a uma força de compressão um pouco menor do que 5 vezes seu peso corpóreo; obtém-se agora o ângulo α:

$\text{sen}\alpha = C_y/C$; $\alpha = \text{arc sen}\alpha = 1,47°$

EXERCÍCIO 6.5

Repita o Exercício 6.4 considerando que agora a pessoa levantará um peso de 500 N. Determine a intensidade da força muscular **F** e da força de contato (reação) **C** e a direção de **C**.

Agora, para a mesma pessoa do Exemplo 6.5, efetuam-se os cálculos para determinar a relação entre a massa que a pessoa levanta do solo, de modo incorreto, isto é, sem dobrar os joelhos, e a intensidade da força muscular, F, e da força de contato, C, aplicando as condições de equilíbrio. Os pesos P_1 e P_2 avaliados são de um adulto padrão caucasiano de 1,70 m de altura e 70 kg, e comprimento da coluna de 0,70 m. A Figura 6.4 mostra os resultados obtidos.

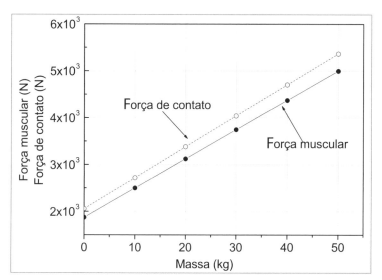

FIGURA 6.4 Relação entre a massa que a pessoa levanta do chão com as duas mãos, incorretamente sem dobrar os joelhos, e curvando a coluna 30° em relação a horizontal, e a força muscular do eretor da coluna e a força de contato, compressiva.

Pela Figura 6.4, verifica-se que, mesmo sem levantar nada (P_2 corresponde ao peso da cabeça mais dois braços/antebraços/mãos), só o fato de curvar a coluna de modo que seu ângulo com a horizontal seja de 30° faz o músculo exercer uma força de 1.874 N, o que equivale a suportar um peso 2,6 vezes maior do que o de seu próprio corpo. Essa força aumenta linearmente com a massa que carrega, obedecendo a equação de uma reta:

Força muscular F (N) = 1.874,2 + 62,5 × *massa que carrega* (kg) (6.4)

Para levantar uma massa de 50 kg, a força exercida pelo músculo eretor da coluna atinge o valor fantástico de 4.999 N, que equivale a mais de 7,1 vezes o próprio peso do corpo.

Quanto à força de contato C, sua intensidade é sempre um pouco maior do que a da força muscular e pode ser calculada, neste caso, pela equação de uma reta:

Força de contato C (N) = 2.058,0 + 66,2 × *massa que carrega* (kg) (6.5)

O ângulo α que a força de contato C faz com a coluna varia pouco com a massa que a pessoa carrega e ele é muito pequeno, como se pode ver na Figura 6.5. As equações anteriores são obtidas da resolução do Exemplo 6.5.

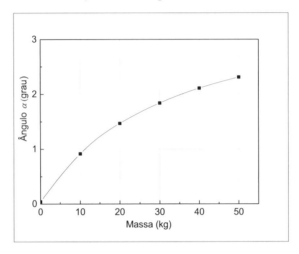

FIGURA 6.5 Ângulo α que a força de contato C faz com a coluna vertebral em função da massa que levanta do chão. Para calcular o ângulo que essa força faz com a horizontal, basta subtraí-la de 30°, que é o ângulo que a coluna faz com a horizontal.

EXERCÍCIO 6.6

Discuta o que acontece quando a pessoa do Exemplo 6.5 adota a postura correta de dobrar o joelho para levantar um objeto do solo. Tente agachar corretamente, dobrando os joelhos, e veja o que muda. Resolva o exercício quantitativamente, considerando que a coluna faz um ângulo de 70° com a horizontal, e veja o que muda.

Forças envolvidas na coluna vertebral quando a postura é correta

Será analisado agora o que e quanto muda quando a pessoa levanta um peso do chão corretamente, dobrando os joelhos. Você deve ter percebido que a mudança ocorre no ângulo Φ que a coluna faz com a horizontal, o qual fica maior. Efetuam-se os cálculos para obter as intensidades da força muscular F e da força de contato C, variando o ângulo Φ de 10° a 70° em passos de 10°. As Figuras 6.6 e 6.7 mostram as forças muscular e de contato em função do ângulo Φ, tendo como parâmetro a massa que a pessoa carrega de 0 kg, 20 kg e 50 kg.

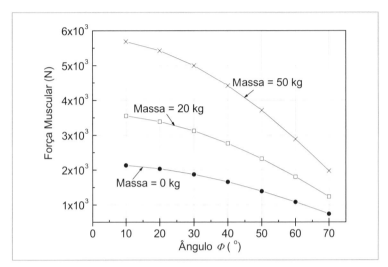

FIGURA 6.6 Força exercida pelo músculo eretor da coluna sobre a coluna vertebral em função do ângulo Φ que esta faz com a horizontal, tendo por parâmetro a massa que a pessoa carrega.

A força exercida pelo músculo eretor da coluna diminui com o aumento do ângulo Φ que a coluna faz com a horizontal, como resultado de dobrar os joelhos ao agachar para levantar peso. Quanto mais reta (vertical) ficar a coluna, maior é o ângulo Φ e menor é a força muscular. O decréscimo é de 2,9 vezes se forem comparadas as situações em que a inclinação da coluna em relação a horizontal passar de 10° para 70° independentemente da massa que carrega.

O decréscimo da força muscular não é linear com o aumento do ângulo Φ. Ao passar de Φ igual a 30° para 70°, obtém-se um decréscimo de 2,5 vezes. Vale lembrar que o gráfico da Figura 6.4 foi obtido para ângulo Φ igual a 30° que é um valor bastante comum nas posturas incorretas no dia a dia. Esses cálculos mostram quantitativamente a importância em adotar postura correta.

A Figura 6.7 também mostra o decréscimo da força de contato de compressão no último disco intervertebral lombar com o aumento do ângulo Φ que a coluna faz com a horizontal.

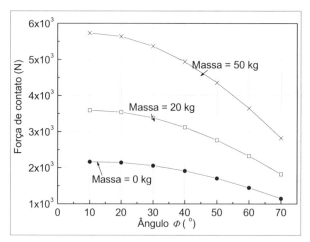

FIGURA 6.7 Força de contato exercida pelo sacro sobre o último disco intervertebral lombar em função do ângulo Φ que a coluna faz com a horizontal, tendo por parâmetro a massa que a pessoa carrega.

Calculando o decréscimo em função do ângulo Φ, obtém-se o valor de 1,9 a 2,0 quando a inclinação da coluna passa de 10° para 70° e de 1,8 a 1,9, de 30° para 70°. Nesse caso, o decréscimo apresenta uma pequena dependência com a massa que carrega. Decréscimo maior (2 e 1,9) ocorre para massa carregada maior (50 kg).

Assim, verifica-se quantitativamente o quão importante é uma postura correta para proteger a coluna e não agredir os discos intervertebrais, o que pode reduzir de 2,5 vezes a força muscular e de 1,9 vez a força de contato ao passar a inclinação da coluna com a horizontal de 30° para 70°.

EXERCÍCIO 6.7

A figura a seguir mostra uma pessoa sentada, realizando exercício com um peso amarrado ao tornozelo. No instante em que foi feita a figura, o conjunto está em equilíbrio. O peso P_1 no tornozelo vale 130 N e o peso da perna vale P_2 = 110 N. As distâncias e os ângulos estão indicados na figura. Supondo que a perna esteja em equilíbrio, calcule:

a) A força muscular F_M exercida pelo músculo quadríceps.
b) A força de contato F_C e o ângulo α.

Força muscular | 147

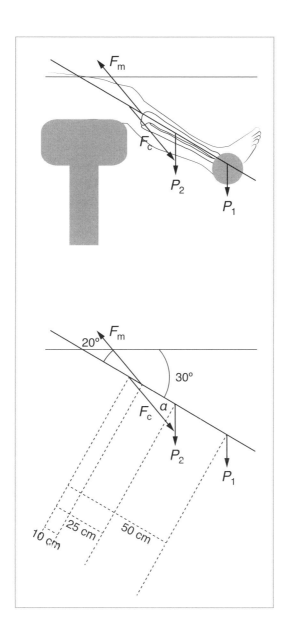

RESPOSTAS DOS EXERCÍCIOS

Exercício 6.1
Distância $d = 21,4$ cm.
Força de contato $N = 500$ N.

Exercício 6.2
Em ambas as mãos, $N_m = 375$ N.
Em ambos os pés, $N_p = 225$ N.

Exercício 6.3
$C = 1.358$ N, e o ângulo da força C com a horizontal é de 54°.
$F = 997$ N.

Exercício 6.4
$F = 1.913$ N.
$C = 2.869$ N, e o ângulo de C com a horizontal $= 76,8°$. Note que, ao dobrar a massa corpórea, a força de contato C também dobrou.

Exercício 6.5
$F = 4.998$ N.
$C = 5.367$ N, e o ângulo de C com a horizontal $= 2,3°$.

Exercício 6.6
Na postura correta, o que muda é o ângulo que a coluna faz com a horizontal. Quanto menos inclinada for a coluna, ou seja, quanto mais ereta ela estiver, menores serão as forças envolvidas.

Ossos

Os ossos que constituem o esqueleto são compostos por uma matriz orgânica, o colágeno, e por cristais inorgânicos de cálcio e fosfato, além de água. Os ossos suportam desde o peso do corpo até tensões bem maiores. O colágeno é responsável por sua grande elasticidade, e os cristais inorgânicos, por sua resistência a forças de tração e de compressão. As propriedades elásticas dos ossos se comparam às do concreto armado, isto é, concreto reforçado com barras de aço.

OBJETIVOS

- Conceituar o esqueleto e os ossos
- Introduzir a propriedade elástica de sólidos
- Conceituar os módulos de elasticidade de sólidos
- Conceituar a propriedade elástica dos ossos
- Analisar a tensão nos discos intervertebrais
- Analisar as situações que causam a quebra de ossos

ESQUELETO E OSSOS

O esqueleto é uma estrutura mecânica constituída por ossos, cartilagens e articulações. Suas principais funções são sustentação do corpo; locomoção; proteção de órgãos importantes, como o cérebro, os olhos, as orelhas internas, o coração, os pulmões, etc.; e armazenamento de substâncias químicas, sendo o cálcio a mais importante. Em um adulto, há 206 ossos de diferentes formas e tamanhos, dos quais metade faz parte das mãos e dos pés. Por sua composição, os ossos são extraordinariamente resistentes, embora também extraordinariamente leves, principalmente por causa da porosidade natural. Em um adulto padrão, a massa de todos os ossos equivale a $(14\pm1)\%$ da massa corpórea.

Composição dos ossos

Os ossos são compostos por uma matriz orgânica rígida fortalecida pelos depósitos de cristais inorgânicos, que constituem o osso mineral, além da água. Um osso compacto médio contém, em peso, aproximadamente 40% de matriz e 60% de osso mineral. O principal constituinte da matriz orgânica é o colágeno, responsável pela grande elasticidade do osso. Esse colágeno não é o mesmo colágeno encontrado em outras partes do corpo, como o da pele. Os cristais inorgânicos são principalmente sais de cálcio e fosfato, conhecidos como hidroxiapatitas, cuja fórmula química é: $Ca_{10}(PO_4)_6(OH)_2$.

A estrutura do osso pode ser comparada com a de uma peça de concreto reforçado com barras de aço. A combinação da fibra de colágeno com os cristais de hidroxiapatita dá aos ossos a capacidade de suportar forças enormes de compressão, maior do que a de um concreto, aliada a uma grande elasticidade.

O osso é um tecido vivo e sofre mudanças continuamente. A cada 7 anos, é como se um novo esqueleto fosse produzido. A densidade do osso é de 1,9 g/cm^3 e não muda com o passar dos anos. A partir dos 35 a 40 anos, a massa do osso como um todo diminui lentamente, a uma taxa de 1 a 2% por ano. A osteoporose é a diminuição da massa do osso, tornando-o menos espesso e, portanto, mais frágil, mas sua densidade se mantém; em outras palavras, a densidade da peça óssea diminui.

Tanto o colágeno quanto o osso mineral podem ser retirados do osso separadamente, o primeiro por queima no forno e o último com uma solução ácida, e o que sobra de cada processo continua tendo a forma original. Portanto, quando um corpo é cremado, o colágeno é removido e o que sobra do esqueleto é o osso mineral que é colocado em urnas.

Os ossos minerais se mantêm durante milênios e, dessa forma, os esqueletos são peças importantes nas pesquisas antropológicas, paleontológicas, arqueológicas e de evolução. Sua datação pode ser realizada a partir da quantificação dos radicais livres produzidos pela radiação ambiental pela técnica de ressonância paramagnética eletrônica (EPR, sigla em inglês) ou pelo método do carbono-14. Medidas no conteúdo de elementos específicos nos ossos feitos hoje podem dar informação sobre o tipo de alimentação do homem pré-histórico.

Antes de abordar a resistência dos ossos, serão apresentadas as propriedades elásticas dos sólidos.

PROPRIEDADES ELÁSTICAS DOS SÓLIDOS

Todos os corpos sólidos sofrem deformação, que pode ser visível ou não a olho nu, quando sujeitos à ação de forças externas. Em geral, os corpos retomam sua forma original quando as forças externas forem removidas, se as intensidades dessas forças não forem muito grandes. Naturalmente, qualquer corpo pode ser permanentemente deformado ou quebrado se a deformação ultrapassar um limite, característico de cada material.

A elasticidade intrínseca dos sólidos, em última análise, é decorrente de forças elétricas entre os átomos e moléculas que constituem o corpo.

Forças de tração e de compressão

Serão aqui introduzidas outras forças que não foram discutidas no Capítulo 1, a de tração e a de compressão aplicadas ao longo do corpo, como mostradas na Figura 7.1. Ambas consistem em um par de forças de igual intensidade, mesma direção, porém com sentidos opostos, que mantém o corpo em repouso, isto é, não ocorre nem translação nem rotação, uma vez que as condições necessárias e suficientes para tal estão obedecidas. As forças de tração, como o próprio nome diz, tracionam um corpo, causando seu alongamento. As forças de compressão, ao contrário, comprimem um corpo, encurtando-o. Simultaneamente ao alongamento ou ao encurtamento, ocorre um pequeno estreitamento ou alargamento de corpos. Se os primeiros forem relativamente pequenos, que em geral é o caso, não é preciso considerar as alterações na área da secção transversal.

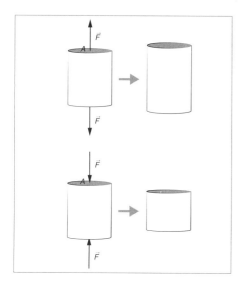

FIGURA 7.1 Forças **F** de tração e de compressão aplicadas respectivamente nos cilindros. Acima, é possível vê-lo alongado e, embaixo, encurtado por causa de forças aplicadas. Note que as variações na forma estão exageradas.

Define-se tensão T aplicada a um corpo como a intensidade da força, F, que pode ser tanto de tração quanto de compressão – que causa uma deformação, dividida pela área A da secção transversal onde a força age:

$$T = \frac{F}{A} \tag{7.1}$$

Portanto, a unidade de tensão é N/m^2, que é igual à unidade de pressão e tem o nome especial no Sistema Internacional de pascal (Pa). Denomina-se tensão de tração como T_t e tensão de compressão como T_C quando a força aplicada for de tração ou de compressão, respectivamente. Nesses casos, a força é sempre aplicada longitudinalmente, isto é, de modo perpendicular à área.

Conceitualmente, a pressão e a tensão de compressão são iguais fisicamente, sendo que o termo pressão é mais usado no meio líquido e tensão em sólidos, sobretudo pelos engenheiros quando efetuam testes de resistência de materiais. O conceito de pressão já foi apresentado no Capítulo 1 e é mais fácil e intuitivo, pois seu uso faz parte do cotidiano. O conceito de tensão é mais geral, por outro lado, uma vez que engloba a tensão de tração.

Deformação ε é a variação relativa no comprimento de um corpo que pode ser escrito como:

$$\varepsilon = \frac{\Delta L}{L_i} = \frac{|L_f - L_i|}{L_i} \tag{7.2}$$

Em que L_i e L_f significam comprimento inicial e final e ΔL, variação no comprimento, que pode ser para mais ou para menos, dependendo se a força aplicada for de tração ou de compressão, e que é usada em módulo, ou seja, com sinal sempre positivo. Note que deformação é uma grandeza adimensional.

Para tensões T suficientemente pequenas, elas são proporcionais à deformação ε. A constante de proporcionalidade é chamada módulo de elasticidade e é dada por:

$$\text{Módulo de elasticidade} = \text{tensão/deformação} = T/\varepsilon \tag{7.3}$$

A unidade do módulo de elasticidade é a mesma da tensão, isto é, Pa, uma vez que a deformação é adimensional.

MÓDULO DE ELASTICIDADE

As propriedades de elasticidade de sólidos são descritas sempre em termos de módulo de elasticidade que varia de acordo com o material, mas independe do tamanho do corpo. Aqui serão tratados dois módulos de elasticidade:

a) módulo de Young, que mede a resistência de um sólido com relação à variação em seu comprimento;
b) módulo de cisalhamento, que mede a resistência ao movimento de escorregamento de diferentes camadas planas de um sólido.

Módulo de Young Y

Nesse caso:

$$Y = \frac{T}{\varepsilon} = \frac{F/A}{\Delta L/L_i} \qquad (7.4)$$

F é a intensidade da força aplicada ao longo do cilindro, como mostrado na Figura 7.1, e A é a área da secção transversal do cilindro. Quanto maior for o módulo de Young, menor é a elasticidade do material no que se refere à alteração no comprimento por tração ou por compressão, ou, em outras palavras, é mais difícil alterar o comprimento.

A Equação 7.4 pode ser escrita como tensão $T = Y\varepsilon$ que é a equação de uma reta, sendo Y o módulo de Young, o coeficiente angular da reta, relacionado com a inclinação da reta. Quanto maior for o ângulo que a reta forma com o eixo das abscissas, no caso o eixo da deformação ε, maior será o módulo de Young. A Figura 7.2 mostra o gráfico da tensão em função da deformação para uma barra de aço e uma de alumínio que sofrem tração. Observe que a equação da reta $T = Y\varepsilon$ está representada pelas linhas pontilhadas. No caso da barra de aço, a inclinação da reta é bem maior que no caso da barra de alumínio. Pode-se dizer também que, para uma mesma tensão aplicada, quanto menor for o módulo de Young, maior será a deformação produzida.

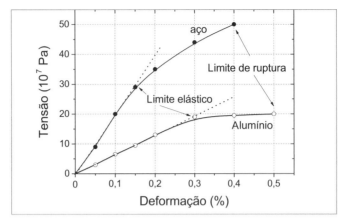

FIGURA 7.2 Curvas da tensão de tração/compressão aplicada a uma barra de aço e a uma barra de alumínio em função da deformação, em porcentagem. Estão indicados os limites elástico e de ruptura.

A fase elástica do material é o intervalo entre a tensão zero e o limite elástico, ponto em que o corpo volta a forma original quando a tensão é removida. A partir desse ponto, a fase é plástica e as deformações produzidas ficam permanentes, até atingir o limite de ruptura, quando o corpo se rompe. É importante frisar que, uma vez ultrapassado o limite plástico, fica muito fácil quebrar uma peça, mesmo de metal, torcendo de um lado para outro, como ocorre quando se retira a alcinha de uma lata de alumínio.

Em corpos metálicos, de modo geral, o módulo de Young tem o mesmo valor para tensões de tração ou de compressão. Isso não é verdade para materiais heterogêneos, como madeira, concreto, plástico e osso, porque, além de terem módulo de Young diferente para tensões de tração ou de compressão, têm também diferentes valores para os limites elástico e de ruptura.

A Tabela 7.1 lista o módulo de Young, o módulo de cisalhamento, o limite elástico e o limite de ruptura de alguns materiais. Observe que tanto o limite elástico como o de ruptura da Tabela 7.1 são valores de tensão que limitam a fase elástica da plástica e que causam ruptura de um dado material e são medidos em pascal (Pa).

Tabela 7.1 Módulo de Young, limite elástico e limite de ruptura de alguns materiais

Material	Módulo de Young (10^{10} Pa)	Módulo de cisalhamento (10^{10} Pa)	Limite elástico (10^7 Pa)	Limite de ruptura (10^7 Pa)
Alumínio	7,0	2,5	18	20
Cobre	12,0	4,2	20	40
Granito	5,0	-	-	20
Aço	20,0	8,4	30	50

Ossos | 155

EXEMPLO 7.1

Uma barra de aço de 1 mm de raio e 50 cm de comprimento é submetida a uma força de tração de 500 N. Calcule o comprimento final da barra. Faça o mesmo para uma barra de alumínio de igual dimensão.

Inicia-se calculando a área da secção transversal da barra, lembrando que 1 mm $= 10^{-3}$ m.

$$A = \pi\, r^2 = 3,14 \times (10^{-3}\, \text{m})^2$$

Então:

$$T = F/A = (500\ \text{N})/(3,14)(10^{-3}\, \text{m})^2 = 159,2 \times 10^6\, \text{Pa}$$
$$\varepsilon = \Delta L/L_i = T/Y = 159,2 \times 10^6\, \text{Pa}/(20 \times 10^{10}\, \text{Pa}) = 8,0 \times 10^{-4}$$
$$\Delta L = L_i\varepsilon = (0,50\ \text{m})(8,0 \times 10^{-4}) = 4,0 \times 10^{-4}\, \text{m} = 0,4\ \text{mm}$$

0,4 mm é o alongamento sofrido pela barra de aço. Portanto, seu comprimento final é $L_f = 50,04$ cm. Removida a tração, o comprimento da barra volta a ser de 50 cm.

No caso da barra de alumínio, o que muda é o módulo de Young. De antemão, nota-se que o alongamento dessa barra deve ser maior do que o de aço, uma vez que seu módulo de Young é menor.

$$\varepsilon = T/Y = (159,2 \times 10^6\, \text{Pa})/(7,0 \times 10^{10}\, \text{Pa}) = 22,7 \times 10^{-4}$$
$$\Delta L = (0,50\ \text{m})(22,7 \times 10^{-4}) = 11,4 \times 10^{-4}\, \text{m} = 1,14\ \text{mm}.$$
Portanto, $L_f = 50,11$ cm.

EXERCÍCIO 7.1

A área da secção transversal de uma barra de cobre é de 5×10^{-5} m^2. Ela é esticada até seu limite elástico.

a) Calcule a força de tração aplicada na barra.
b) Calcule a deformação percentual sofrida pela barra.
c) Determine a força de tração requerida para romper essa barra.

EXERCÍCIO 7.2

Uma coluna de mármore de 2,0 m de altura e com área da secção transversal de 25 cm² suporta uma massa de 70 toneladas. Sabendo-se que seu módulo de Young é de 6×10^{10} Pa e o limite de ruptura por tensão de compressão é de 20×10^7 Pa, calcule os itens a seguir.

  a) O raio da coluna.
  b) A tensão aplicada na coluna.
  c) O encurtamento sofrido por essa coluna.
  d) O peso máximo que a coluna suporta.

Módulo de cisalhamento C

Vamos considerar um bloco sobre uma superfície lisa. Esse bloco está sujeito a uma força tangencial, F, aplicada na superfície superior dele enquanto sua face oposta está imóvel em decorrência da força de atrito estático, f_e, de igual intensidade, isto é, $F = f_e$, de mesma direção mas com sentido contrário, como mostra a Figura 7.3. Se a área da superfície for A, a tensão de cisalhamento é definida como $T = F/A$. A deformação ε nesse caso é definida como $\varepsilon = \Delta L/Li$, sendo ΔL o deslocamento horizontal das faces que sofrem cisalhamento e L_i, a altura inicial do corpo, como se pode ver na Figura 7.3.

O módulo de cisalhamento, C, é dado por:

$$C = \frac{T}{\varepsilon} = \frac{F/A}{\Delta L/L_i} \tag{7.5}$$

Neste caso, a deformação $\varepsilon = \Delta L/L_i$ pode ser igualada ao ângulo ϕ de inclinação do bloco medido em radianos. Observe que a força de cisalhamento é sempre paralela à área A.

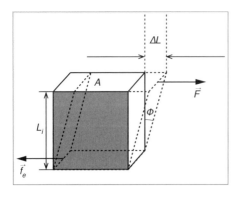

FIGURA 7.3 Bloco sujeito a tensão de cisalhamento que distorce a forma do bloco, de modo que sua secção transversal passa de retângulo a paralelogramo.

Os valores de módulo de cisalhamento de alguns materiais estão listados na Tabela 7.1. Geralmente, o valor de C está entre $Y/2$ e $Y/3$, que significa que é mais fácil causar deformação com tensão de cisalhamento do que com tensão de tração ou compressão.

Outro tipo de tensão, isto é, a tensão de torção pode causar uma deformação semelhante àquela causada pela tensão de cisalhamento. A aplicação da força no caso do cisalhamento é transversal, enquanto no caso da torção, o que se aplica é o torque e no sentido da rotação. A Figura 7.4 mostra um cilindro sujeito a uma tensão de torção. O ângulo α é chamado ângulo de deformação por cisalhamento e pode ser calculado por $\alpha = r\Phi/h$, sendo Φ é o ângulo de torção.

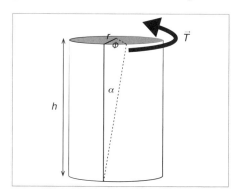

FIGURA 7.4 Torque da força **T** aplicada a um corpo fixo na parte inferior.

É muito comum a tíbia se quebrar em decorrência de torção da perna ao pisar um degrau de mau jeito por não o ter percebido. Esse tipo de quebra não é reto, mas, sim, em espiral, do jeito que a perna foi girada.

PROPRIEDADES ELÁSTICAS DOS OSSOS

Como citado, sólidos heterogêneos constituídos por materiais com características elásticas diferentes apresentam valores diferentes de módulo de Young para tensão de tração e de compressão. É o caso do osso, em que a resistência à tração decorre do colágeno, e a resistência à compressão, do osso mineral.

As Tabelas 7.2 e 7.3 listam as características elásticas de ossos sujeitos, respectivamente, à tração e à compressão. O módulo de cisalhamento do osso não consta das tabelas, mas medidas realizadas mostraram que vale ao redor de 1×10^{10} Pa, portanto, similar ao módulo de Young para o fêmur sujeito à tensão de compressão. Pesquisas realizadas durante mais de 25 anos por H. Yamada com ossos "frescos" de cadáveres de adultos japoneses com idades entre 40 e 59 anos forneceram os dados publicados no livro *Strength of biological materials* (*Resistência de materiais biológicos*), editado por F. G. Evans, Williams and Williams Co. Baltimore, 1970. É importante ressaltar que eles foram obtidos por meio de testes semelhantes aos realizados em laboratório de engenharia com materiais inorgânicos. O comportamento desses ossos dentro do corpo pode ser bastante diferente, uma vez que eles estão ligados a músculos por meio de ligamentos e tendões e os testes são feitos só com pedaços de ossos. Não se tem conhecimento também se os valores obtidos por Yamada dependem ou não da raça.

Tabela 7.2 Propriedades elásticas de ossos sujeitos a tensão de tração

Osso	Módulo de Young (10^{10} Pa)	Limite de ruptura (10^7 Pa)	Máxima deformação
Fêmur humano	1,6	12,1	0,014
Fêmur de cavalo	2,3	11,8	0,0075
Vértebra	0,017	0,12	0,0058

Tabela 7.3 Propriedades elásticas de ossos e dos discos intervertebrais sujeitos à tensão de compressão.

Osso	Módulo de Young (10^{10} Pa)	Limite de ruptura (10^7 Pa)	Máxima deformação
Fêmur humano	0,94	16,7	0,0185
Fêmur de cavalo	0,83	14,2	0,024
Vértebra	0,0088	0,19	0,025
Disco intervertebral	0,0011	1,10	0,30

As forças que atuam sobre os ossos são classificadas em longitudinais, que incluem as de compressão e as de tração, e em transversais, que são as forças de cisalhamento. As forças de tração são aplicadas quando se provoca tração em uma perna em equipamentos de fisioterapia e as de compressão, quando uma pessoa sofre uma queda de uma certa altura ou quando salta de paraquedas, por exemplo, e atinge o chão.

Em acidentes, quando um carro se choca com outro, o corpo do motorista vai para a frente instantaneamente, um pouco inclinado, e bate no volante. Nesse movimento, algumas vértebras são comprimidas na parte dianteira e tracionadas na parte traseira, o que causa a quebra da vértebra horizontalmente, segundo informação do ortopedista especialista em coluna, Dr. Alexandre Sadao Iutaka[*].

A Figura 7.5 mostra o gráfico da tensão de tração aplicada ao úmero humano em função da deformação. Gráficos similares são obtidos para rádio e ulna, sendo que a principal diferença é quanto ao limite de ruptura.

---

[*] Agradecemos as informações ao Dr. Iutaka, ortopedista do Hospital das Clínicas da Faculdade de Medicina da Universidade de São Paulo.

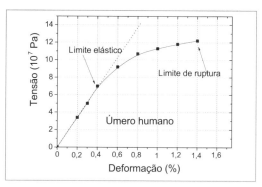

FIGURA 7.5 Gráfico da tensão de tração aplicada ao úmero humano em função da deformação. Estão indicados o limite elástico e o de ruptura.

O módulo de Young do fêmur humano sujeito à tração é 1,7 vez maior do que quando sujeito à compressão. Isso significa que, para o mesmo valor de tensão, caso ela seja de compressão, a deformação produzida é 1,7 vez maior do que a causada por tração. Verifica-se também pelas tabelas que o limite de ruptura por compressão do fêmur humano é 1,38 vez maior do que o limite de ruptura por tração ou, em outras palavras: a tíbia (Figura 7.6) ou o fêmur é mais frágil à fratura por tração do que por compressão.

Observa-se que o limite de ruptura por compressão do fêmur humano (16,7 × 10^7 Pa) é cerca de 1/3 do limite de ruptura do aço (50 × 10^7 Pa) e é aproximadamente igual ao do granito (20 × 10^7 Pa).

Uma consideração importante a se fazer no caso dos ossos é que sua resposta mecânica depende da taxa com que uma força é aplicada a eles. Os ossos resistem melhor a uma dada carga aplicada rapidamente do que a aplicação dessa mesma carga de maneira lenta.

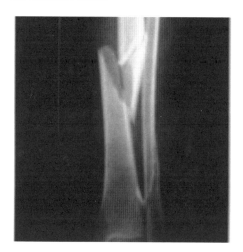

FIGURA 7.6 A radiografia mostra uma tíbia fraturada em um acidente de carro. Imagem cedida pelo Dr. A. S. Iutaka.

160 | Desvendando a física do corpo humano: biomecânica

EXEMPLO 7.2

Considere o fêmur de um adulto do sexo masculino. Suas dimensões são: comprimento = 50 cm, raio = 1,5 cm e raio da parte que contém a medula óssea = 0,4 cm. Considere que um dos fêmures suporta o peso de 700 N do corpo todo de uma pessoa durante o andar. Calcule:

a) A tensão de compressão aplicada nesse fêmur.
b) O encurtamento do fêmur causado por essa carga. Consulte a Tabela 7.3.
   a) Começa-se calculando a área efetiva do fêmur que suporta o peso da pessoa: ela é um anel e pode ser obtida subtraindo a área da parte ocupada pela medula óssea da área total:

$$A_{efetiva} = \pi \, (r_{fêmur})^2 - \pi \, (r_{medula})^2 = \pi \, (1,5^2 - 0,4^2) \, cm^2 = 6,56 \, cm^2 = 6,56 \times 10^{-4} \, m^2$$
$$T = F/A = (700 \, N)/(6,56 \times 10^{-4} \, m^2)$$
Portanto, $T = 1,07 \times 10^6 \, Pa$

Traduzindo esse resultado para a pressão em atmosfera, verifica-se que essa tensão equivale a aproximadamente 10,56 atm, o que é um valor muito alto.

b) $\varepsilon = T/Y = (1,07 \times 10^6 \, Pa)/(0,94 \times 10^{10} \, Pa) = 1,138 \times 10^{-4}$
$\Delta L = L_i \, \varepsilon = (0,50 \, m)(1,138 \times 10^{-4}) = 0,57 \times 10^{-4} \, m \approx 0,06 \, mm$

EXEMPLO 7.3

Estudos com ossos humanos demonstram que, para deformações menores do que 0,5%, eles se comportam elasticamente. Calcule a força de tração e de compressão no limite elástico do úmero de um adulto com comprimento de 0,20 m e área da secção transversal de 3,0 cm². Considere que as propriedades elásticas do úmero são iguais às do fêmur. Consulte as Tabelas 7.2 e 7.3.

Força de tração = $F_t = T_t A = Y_t \varepsilon A = Y_t (\Delta L/L_i) A = (1,6 \times 10^{10} \, Pa)(0,005)$ $(3,0 \times 10^{-4} \, m^2)$
$F_t = 24 \, kN$

Força de compressão = $F_c = T_c A = Y_c \varepsilon A = Y_c (\Delta L/L_i) A = (0,94 \times 10^{10} \, Pa)$ $(0,005)(3,0 \times 10^{-4} \, m^2)$
$F_c = 14 \, kN$

Note que o úmero continua na fase elástica para cargas (massas) tão grandes como 2,4 toneladas quando tracionado, e 1,4 toneladas quando comprimido.

EXERCÍCIO 7.3

No Exemplo 1.1, foi calculada a força aplicada à perna de um adulto em exercício de tração como sendo de 80 N. Supondo que a tíbia tenha as mesmas propriedades elásticas que o fêmur, calcule a porcentagem de alongamento quando tracionado por essa força. Considere a área da secção transversal da tíbia como sendo de 3,3 cm².

McCalden et al. publicaram, em 1993, um artigo denominado "Age-related changes in the tensite properties of cortical bone" (Mudanças relacionadas com a idade nas propriedades de tração do osso cortical) na revista *Journal of Bone and Jt. Surg.* 75 (A-8) 1193-9. Os resultados obtidos com 235 espécimes com idades entre 20 e 102 anos mostram a deterioração do osso compacto de 5% por década no limite de ruptura e na deformação máxima de 9% por década. Yamada (1970) também mediu a deterioração do osso compacto do fêmur com a idade. Ele usou fêmur fresco de cadáveres de mulheres e homens e separou em três grupos com idade entre 20 e 39 anos, 40 e 59 anos e 60 e 89 anos, e mediu a força de compressão de ruptura. Obteve para a sequência anterior os seguintes resultados: 51 kN, 48 kN e 43 kN para homens e 42 kN, 40 kN e 35 kN para mulheres. Esses resultados explicam por que as mulheres idosas são mais sujeitas a terem seu fêmur fraturado do que homens.

EXERCÍCIO 7.4

Um fio de cabelo se rompe ao ser tracionado com um peso de 1,2 N. Sabendo-se que a tensão de ruptura desse fio é de $1,96 \times 10^8$ Pa, calcule o raio desse fio. Esse fio é de cabelo de um oriental cuja secção transversal é um círculo, enquanto que a de cabelos de ocidentais brancos é um pouco elíptico e a de negros, elíptico acentuado.

EXEMPLO 7.4

O osso da perna que quebra com maior frequência quando comprimido é a tíbia, logo acima do tornozelo, em que a área da secção transversal vale cerca de 3 cm². Calcule a carga (massa) compressiva que causa quebra da tíbia de uma das pernas.

Supondo que a tíbia tenha as mesmas propriedades elásticas do fêmur:

$$F_c = T_c A = (16,7 \times 10^7 \, \text{Pa})(3 \times 10^{-4} \, \text{m}^2)$$
$$F_c = 5 \times 10^4 \, \text{N}$$

Essa força equivale a suportar uma massa de 5.000 kg = 5 toneladas.

EXERCÍCIO 7.5

Calcule a força de compressão máxima que o fêmur pode suportar antes de fraturar no caso de um adulto do sexo masculino e do sexo feminino, sabendo-se que a área efetiva da secção transversal da parte mais fina do fêmur de um homem é de 6,5 cm^2 e de uma mulher, 5,2 cm^2.

PRESSÃO OU TENSÃO NOS DISCOS INTERVERTEBRAIS

Os discos intervertebrais estão entre cada duas vértebras da coluna vertebral. Eles são constituídos por uma parede chamada ânulo fibroso, composta por cerca de uma dúzia de fibras colágenas. As fibras das camadas subjacentes têm direções diferentes, o que dá aos discos resistência ao movimento de cisalhamento. Na parte interna do disco está o núcleo pulposo, um gel viscoelástico constituído por cerca de 80% de água e proteínas. Um pouco dessa água é perdida durante o dia, em virtude da compressão dos discos pelo fato de ficar em pé ou andar, mas é recuperada durante uma noite de sono.

A elasticidade do disco se deve à sua parede, que pode se degenerar com a idade, ou em decorrência de sobrecargas repetidas. A herniação da parede com a subsequente extrusão do núcleo pode comprimir o nervo e ser uma das causas de dor na coluna. Os discos, quando sujeitos a uma pressão muito grande, podem escapar do seu local, quando se diz que ocorreu um sequestro.

A região da coluna sujeita a maiores forças é a lombar, como visto pelos cálculos do Exemplo 6.5. Além disso, a intensidade dessa força aumenta muito se a postura for incorreta.

Medidas de pressão nos discos intervertebrais em seres humanos foram realizadas por A. Nachemson e publicadas com o título de "Disc pressure measurements" (Medidas de pressão no disco) na revista *Spine* 6 93, 1981. Para um adulto de 70 kg em pé, a pressão no disco entre a terceira e a quarta vértebra lombar é de 5,5 atm = $5,6 \times 10^5$ Pa. A força ali aplicada proveniente do peso do conjunto tronco/pescoço/cabeça/braços/antebraços/mãos é de 460 N. Com esses dados, pode-se calcular a área A do disco:

$$A = peso/pressão = (460 \text{ N})/(5,6 \times 10^5 \text{ Pa}) = 8,2 \times 10^{-4} m^2 = 8,2 \text{ } cm^2.$$

A partir desses dados, pode-se calcular a pressão nesse mesmo disco se essa pessoa agora carregar em cada mão uma massa de 10 kg, portanto, um total de 20 kg. Nesse caso, o peso será de 660 N, e obtém-se a pressão $p = 7,9$ atm. Houve, portanto, um aumento de 44% na pressão.

Nachemson mediu também a pressão no mesmo disco durante o levantamento de um peso de 200 N com as duas mãos e dobrando os joelhos em uma postura correta e obteve um valor médio ao redor de 13 atm. Quando o joelho não foi dobrado, a pressão chegou a atingir 35 atm durante um pequeno intervalo de tempo, que é decorrente de uma força de compressão de 2.907 N.

No Exemplo 6.5, em que uma pessoa levanta um peso de 200 N sem dobrar os joelhos, foi obtido, usando um modelo simples, o valor de 3.381 N para a força de contato aplicada pelo sacro no último disco lombar. Como a área desse disco é ligeiramente maior do que a daquele usado anteriormente, pode-se considerar como sendo de 9 cm². Calculando a pressão, obtém-se 37,1 atm, que está coerente com o valor medido por Nachemson.

A tensão de ruptura de qualquer disco intervertebral conforme a Tabela 7.3 é de $1,10 \times 10^7$ Pa, que é igual à 11 N/mm² = 1.100 N/cm². No caso do Exemplo 6.5, em que a força aplicada no último disco lombar é de 3.381 N, obtém-se a pressão por unidade de área em cm² igual a 3.381 N/9 cm² = 375,7 N/cm², portanto, com limite de segurança de 2,9 vezes sem causar a ruptura, se a força for aplicada uniformemente em toda a área de 9 cm².

À medida que se passa da parte cervical para a torácica e a lombar, a força peso que a coluna tem de sustentar aumenta, como discutido no Capítulo 1. Uma vez que a tensão de ruptura de qualquer disco intervertebral é praticamente constante e vale 1.100 N/cm², à medida que a força peso aumenta, a área do disco deve aumentar também.

Essa questão se torna importante quando uma pessoa que pratica ioga decide fazer a postura de pouso sobre a cabeça, em que a pessoa fica de ponta-cabeça só com o topo da cabeça no chão e quase todo o peso acaba recaindo nas vértebras cervicais. Para um adulto de 70 kg, a massa de todo o corpo, com exceção da massa da cabeça, é de 65,2 kg. Portanto, o primeiro disco cervical deve suportar um peso de 652 N. Se a postura for feita com cuidado, ainda é difícil atingir 1.100 N/cm², mas se por descuido a força for aplicada em uma área menor do que 0,59 cm², a pressão pode atingir o limiar de rompimento.

Mas o que pode acontecer às vértebras que têm limite de ruptura por compressão 5,8 vezes menor que o de um disco intervertebral, segundo as medidas de Yamada?

PRESSÃO NAS VÉRTEBRAS

As vértebras possuem uma cobertura fina externa de osso compacto e a parte interna é feita de um material esponjoso chamado trabecular. As extremidades de ossos longos como o fêmur e o úmero são também do tipo trabecular, e a parte central, longa e feita de osso compacto, possui um canal no meio que contém a medula óssea. Os ossos trabeculares, por serem relativamente flexíveis, podem absorver mais energia quando forças de intensidade grande são envolvidas durante caminhadas, corridas ou mesmo saltos. Entretanto, em termos de resistência à ruptura, eles são muito diferentes dos ossos do tipo compacto.

O limite de ruptura de uma vértebra conforme medido por Yamada é 87,9 vezes e 5,8 vezes menor do que o limite de ruptura, respectivamente, de osso compacto do fêmur e dos discos intervertebrais, como pode ser visto na Tabela 7.3. Dessa maneira, segundo os dados de Yamada, se os discos intervertebrais da região cervical têm resistência para suportar o peso do corpo durante o pouso de cabeça, as vértebras cervicais não teriam, pois a tensão de ruptura por compressão de uma vértebra vale $0{,}19 \times 10^7$ Pa = 190 N/cm². Se a área da vértebra for de 3 cm² e ela tiver de suportar 652 N, a tensão na vértebra será de 217 N/cm².

Vale lembrar novamente que os dados de ossos de Yamada foram obtidos fora do corpo, sem os ligamentos ou músculos, e isso deve ser um dos motivos pelos quais, na realidade, não ocorre o rompimento de nenhuma vértebra cervical quando se fica de ponta-cabeça com cuidado.

TENSÃO DE CISALHAMENTO NO DISCO LOMBOSSACRAL

A coluna de uma pessoa normal em pé não é reta, quando observada lateralmente. A curvatura, definida pelas sete vértebras cervicais, doze torácicas e cinco lombares, chama-se lordose cervical, cifose dorsal e lordose lombar, respectivamente, e é mostrada na Figura 7.7.

A curvatura da lordose lombar é determinada pelo ângulo lombossacral, que é o ângulo entre a horizontal e a superfície superior do sacro. Normalmente, em uma pessoa em pé, esse ângulo vale 30°. A curvatura anômala da lordose lombar pode ser uma das causas de dor lombar. A Figura 7.7 mostra a região lombar da coluna de uma pessoa em pé.

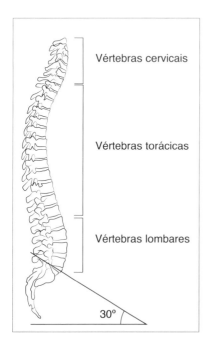

FIGURA 7.7 Lordose cervical, cifose dorsal e lordose lombar normais de uma pessoa em pé. Adaptada de ROHEN, J.W.; YOHOCHI, C.; LÜTJEN-DRECOLL, E. *Anatomia humana – atlas fotográfico de anatomia sistêmica e regional.* 4.ed. São Paulo: Manole 1998, p.187.

Na posição ereta, as forças peso que agem na coluna são sempre verticais, e cada disco suporta tudo que está acima dele; há também a força de contato de valor igual, de baixo para cima, uma vez que o corpo está em equilíbrio. A Figura 7.8A mostra a força peso ***P*** do conjunto cabeça/pescoço/tronco/braços/antebraços/mãos e a de contato, normal, e a Figura 7.8B mostra a decomposição dessas forças em suas componentes ortogonais.

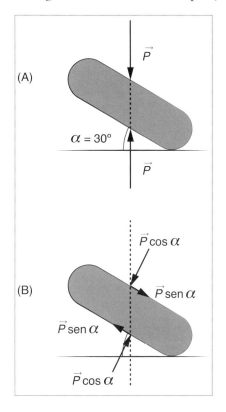

FIGURA 7.8 (A) Forças que agem no disco lombossacral. (B) Decomposição das forças em suas componentes ortogonais.

Ao efetuar a decomposição, percebe-se que as forças que agem no disco são perpendiculares ao disco, que causam sua compressão, e tangentes ao disco com valor $P\,\text{sen}\,\alpha$, que causam cisalhamento. Se o ângulo lombossacral de uma pessoa normal em pé é de 30°, o valor da força de cisalhamento é $P\,\text{sen}\,30° = 0,5P$.

Se o ângulo lombossacral, em virtude de má postura ou do enfraquecimento dos músculos flexores da bacia ou dos músculos abdominais, aumentar para 40°, a força de cisalhamento aumenta para $P\,\text{sen}\,40° = 0,64P$, que pode resultar em dor lombar. Sabe-se que um disco é bem menos resistente à tensão de cisalhamento do que à tensão de compressão. Portanto, entre os exercícios para aliviar a dor lombar, está aquele em que se tenta diminuir o ângulo lombossacral.

FRATURA DE OSSOS EM COLISÕES

A que tipo de força fica sujeito um corpo quando ele cai de um trampolim sobre a água ou quando ele bate a cabeça em uma porta de vidro ou em outro objeto acidentalmente? Para responder a esse tipo de questão serão inicialmene analisadas as equações que regem o movimento de um corpo acelerado ou desacelerado. Nota-se que a grandeza crucial para essa questão é o intervalo de tempo de duração do choque.

Um corpo em queda livre, isto é, simplesmente abandonado a uma certa altura, cai sujeito à aceleração da gravidade. O espaço H percorrido por um corpo em queda livre durante um intervalo de tempo t pode ser escrito como:

$$H = \frac{1}{2} g t^2 \tag{7.6}$$

Como sempre, g é a aceleração da gravidade. Afirma-se que esse corpo executa um movimento uniformemente acelerado[**], e a distância percorrida aumenta com o intervalo de tempo ao quadrado porque sua velocidade aumenta com o tempo. Como o corpo foi abandonado, sua velocidade inicial é igual a zero e a final pode ser calculada por:

$$v = g t \tag{7.7}$$

Isso significa que a velocidade aumenta proporcionalmente ao tempo. Substituindo o t da Equação 7.6 em 7.7, obtém-se para a velocidade final:

$$v^2 = 2gH; \ v = \sqrt{2gH} \tag{7.8}$$

Note que a velocidade final independe da massa, isto é, ela será a mesma para um pedaço de papel ou uma bola de chumbo, se forem desprezadas as forças de resistência do ar durante a queda.

Similarmente, a relação entre a desaceleração média $\bar{a}$ necessária para um corpo parar, estando com velocidade inicial v que corresponde à velocidade final de queda e uma distância d a ser percorrida durante o freamento, é dada por:

$$v^2 = 2\bar{a}d \tag{7.9}$$

[**] Isso é válido para alturas não muito grandes, que serão os casos aqui considerados. Caso contrário, a força de resistência do ar acaba fazendo o corpo cair com velocidade constante depois de um certo espaço percorrido.

Como as Equações 7.8 e 7.9 se equivalem, pode-se igualar:

$$\overline{a} = g\frac{H}{d} \tag{7.10}$$

As equações anteriores valem também para um corpo sujeito a uma aceleração constante, como um carro em movimento com aceleração constante no lugar de uma queda de uma altura sob a ação da aceleração da gravidade. Nesse caso, basta substituir a aceleração da gravidade g por $a = \Delta v/\Delta t$, isto é, variação da velocidade em um certo intervalo de tempo.

A segunda lei de Newton apresentada no Capítulo 1 diz que:

$$F = ma = m\frac{\Delta v}{\Delta t} \tag{7.11}$$

Quando uma pessoa cai de um trampolim, por exemplo, durante a colisão com a superfície da água, ocorre uma desaceleração do corpo até que sua velocidade final fica igual a zero. Essa desaceleração não é constante, mas pode ser obtido um valor médio dela, por meio do cálculo da diferença entre a velocidade com que atinge a superfície da água e a velocidade final que é zero, isto é, $\Delta\overline{v} = v - 0$, dividida pelo intervalo de tempo. Assim, durante o choque, o corpo fica sujeito a uma força exercida pela superfície da água que também não é constante, mas seu valor médio pode ser calculado por:

$$\overline{F} = m\frac{\Delta\overline{v}}{\Delta t} \tag{7.12}$$

Ou, também, por meio de:

$$\overline{F} = m\overline{a} = mg\frac{H}{d} \tag{7.13}$$

O produto da intensidade da força aplicada pelo intervalo de tempo em que ela age é uma grandeza física chamada impulso I da força $\overline{F}$:

$$I = \overline{F}\Delta t = m\overline{a}\Delta t = m\Delta\overline{v} \tag{7.14}$$

Lembre-se que $\Delta\overline{v} = v - 0$ sendo v a velocidade ao colidir e 0 a velocidade final, ao parar.

168 | Desvendando a física do corpo humano: biomecânica

EXEMPLO 7.5

Uma criança sai correndo e bate com a cabeça em uma porta de vidro por não ter percebido que esta estava fechada. No instante do choque, sua velocidade era de 3 m/s. A cabeça para no vidro e a velocidade final é zero. Considere a massa da cabeça dessa criança como sendo de 3,0 kg, e o intervalo de tempo de colisão, de 0,01 s. Calcule a força média desaceleradora exercida pela porta de vidro na testa da criança.

Usando a Equação 7.12, tem-se:

$$\overline{F} = (3 \text{ kg})(3 \text{ m/s})/(0,01 \text{ s}); \overline{F} = 900 \text{ N}$$

Veja como é grande essa força, pois equivale a deitar a criança e colocar na sua testa uma massa de 90 kg.

Altere-se, agora, para uma porta almofadada que amortece a colisão. O que muda nesse caso é o intervalo de tempo de colisão, que passa a ser de 0,10 s. A força exercida pela porta almofadada na testa da criança será de:

$$\overline{F} = (3 \text{ kg})(3 \text{ m/s})/(0,10 \text{ s}); \overline{F} = 90 \text{ N, ou seja, 10 vezes menor do que no}$$
caso anterior.

Os impactos físicos são caracterizados por uma rápida desaceleração. Os capacetes dos motociclistas são projetados para amortecer a batida da cabeça em alta velocidade e aumentar o tempo de colisão para diminuir as forças de desaceleração e, assim, minimizar os danos à cabeça. A função do *airbag* de automóveis é também a de aumentar o tempo de colisão que amortece a batida.

EXERCÍCIO 7.6

Em acidentes envolvendo motociclista que corre sem capacete, a morte pode advir se a cabeça receber uma pancada com um impulso de 100 N·s. Para que não ocorra a morte nesses casos, qual deve ser a velocidade máxima do motociclista? Considere que a massa da cabeça do motociclista seja de 5,0 kg.

EXEMPLO 7.6

Uma senhora de 60 kg cai de uma mesa de 1 m de altura com ambas as pernas estiradas, rígidas, sobre um chão duro de ladrilho. Durante o choque, ocorre a desaceleração em um intervalo de tempo de 0,005 s. Calcule:

(continua)

a) A força média exercida sobre cada um dos pés pelo chão.
b) A distância percorrida pelo corpo durante a colisão.

Começa-se calculando a velocidade final de queda ao atingir o chão:

$v = \sqrt{2gh}$; $v = 4{,}47$ m/s $= 16{,}1$ km/h.

a) Usando a Equação 7.12 e lembrando que a variação na velocidade é de 4,47 m/s, pois passa desse valor a zero quando para, obtém-se:

$\overline{F} = (60$ kg$)(4{,}47$ m/s$)/(0{,}005$ s$)$; $\overline{F} = 53.640$ N, que é cerca de 90 vezes o peso do seu próprio corpo. Esta é a força aplicada nos dois pés. Portanto, em cada pé, seria aplicada a metade dessa força:

$\overline{F} = 26.820$ N

No Exemplo 7.4, obteve-se que uma força compressiva de 50.000 N quebra a tíbia de uma pessoa. Portanto, nesse caso, a senhora está dentro da margem de segurança. Entretanto, se ela caísse sobre uma perna rígida, ficaria fora da margem de segurança e ocorreria a fratura da tíbia. Para diminuir essa força, é necessário amortecer a queda, por exemplo, dobrando os joelhos, o que causa aumento do tempo de desaceleração. É isso o que fazem os esportistas que praticam salto ou mesmo os jogadores de futebol que sabem cair, rolando para amortecer a queda.

b) $d = gH/(\Delta v/\Delta t) = 0{,}011$ m
   $d = 1{,}1$ cm

Segundo o Dr. A. S. Iutaka, o osso que quebra com mais facilidade, quando sujeito a compressão durante a queda de uma certa altura com as pernas rígidas, é o calcâneo. Ele é um osso do tipo trabecular com uma camada de osso compacto na superfície. A imagem a seguir mostra um calcâneo com uma seta indicando o local de incidência da força em um trauma axial vertical. Os números em branco indicam as dimensões do calcâneo em centímetros.

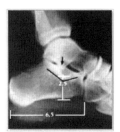

Imagem cedida pelo Dr. A. S. Iutaka.

EXERCÍCIO 7.7

Calcule a máxima altura da qual uma pessoa de 100 kg pode cair sobre uma perna estirada e rígida sem quebrar o calcâneo, supondo que, nessas condições, a distância de amortecimento da queda durante a colisão com o chão duro é de 1,0 cm. Considere o limite de ruptura do calcâneo como igual ao da vértebra. Calcule também a duração da colisão. Considere, para essa pessoa, a área da região do calcâneo que toca o solo como sendo de 5,5 cm^2.

EXERCÍCIO 7.8

Calcule a força média de desaceleração exercida pelo solo sobre cada uma das pernas de uma pessoa de 70 kg durante uma corrida, em que a altura da queda quando uma das pernas toca o solo é de 10 cm. Considere o caso de uma pessoa que não sabe amortecer a queda e de outra que sabe. No primeiro caso, o intervalo de tempo de amortecimento é de 0,01 s e no segundo, de 0,10 s.

EXERCÍCIO 7.9

Ao escovar os dentes, você adota a postura correta, dobrando os joelhos e ficando com as costas inclinadas em relação à horizontal de 60°. O modelo geométrico está representado na figura a seguir, sendo de 70 cm o comprimento L da coluna. O peso do tronco $P_1 = 0,4\ P$, sendo P o peso total do seu corpo e aplicado em $L/2$ e peso P_2 dos braços + cabeça = 0,2 P. Dados: área do disco intervertebral entre o sacro e a última vértebra lombar = 10 cm^2. A força muscular F_M faz um ângulo de 12° com a coluna. Calcule:

a) A intensidade da força muscular F_M exercida pelos músculos eretores da coluna.
b) A força de contato C.
c) A tensão no disco intervertebral entre o sacro e a última vértebra lombar. Discuta a margem de segurança quanto ao dano no disco.
d) A deformação sofrida pelo disco intervertebral do item c.

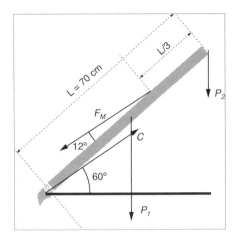

EXERCÍCIO 7.10

Você levantou uma criança de 20 kg que estava no chão de maneira totalmente errada, sem dobrar os joelhos e encurvando as costas. Assim, a coluna ficou na horizontal. O modelo geométrico está na figura a seguir. O peso do tronco $P_1 = 0,4\,P$, sendo P o peso total do seu corpo, e P_2, o peso dos braços + cabeça que é $0,2\,P$ mais o peso da criança. Dados: área do disco intervertebral entre o sacro e a última vértebra lombar = 10 cm². A força muscular F_M faz um ângulo de 12° com a coluna. Calcule:

a) A intensidade da força muscular F_M exercida pelos músculos eretores da coluna.
b) A força de contato C.
c) A tensão no disco intervertebral entre o sacro e a última vértebra lombar. Discuta a margem de segurança quanto ao dano no disco.
d) A deformação sofrida pelo disco.

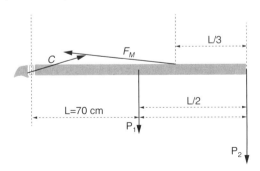

172 | Desvendando a física do corpo humano: biomecânica

EXERCÍCIO 7.11

Considere uma pessoa de 70 kg durante uma corrida, na qual cada uma das pernas é levantada 15 cm antes de tocar o solo. O tempo de amortecimento durante a colisão do pé com o solo é de 0,03 s. Considere a área da secção transversal da tíbia dessa pessoa como de 3 cm², e seu comprimento, de 40 cm.

a) Qual é a diferença fundamental entre o andar e o correr?
b) Calcule a força média de desaceleração exercida pelo solo sobre cada uma das pernas, durante o intervalo de tempo de colisão.
c) Calcule o encurtamento sofrido pela tíbia a cada compressão sofrida.
d) Discuta como evitar microfraturas nos ossos durante as corridas.

RESPOSTAS DOS EXERCÍCIOS

Exercício 7.1
a) $F = 10$ kN.
b) $\varepsilon = 0,17\%$.
c) $F = 20$ kN.

Exercício 7.2
a) $r = 2,82$ cm.
b) $T = 2,8 \times 10^8$ Pa.
c) Encurtamento $= 0,93$ cm.
d) Peso $= 5 \times 10^5$ N.

Exercício 7.3
Porcentagem de alongamento $= 0,00145\%$.

Exercício 7.4
Raio $= 0,44 \times 10^{-4}$ m $= 44$ μm.

Exercício 7.5
$F_H = 1,08 \times 10^5$ N e $F_M = 8,68 \times 10^4$ N.

Exercício 7.6
$v = 72$ km/h

Exercício 7.7

a) $H_{max} = 1,0$ cm.

b) $\Delta t = 44$ ms. Aqui, de novo, foi obtido um valor não real, causado pelo valor da tensão de ruptura do calcâneo (osso trabecular) apresentado por Yamada. O valor não retrata a situação real, em que há interferência de músculos e articulações que não são considerados em medidas experimentais. Se for considerado que esse osso tem características de osso compacto quanto a limite de ruptura, obtém-se um valor mais razoável de $H_{max} = 0,92$ m e $\Delta t = 4,7$ ms.

Exercício 7.8

a) Força média = 9.900 N na planta do pé que toca o chão.

b) Força média = 990 N na sola do pé que toca o chão. Veja como é importante amortecer a queda.

ANÁLISE DIMENSIONAL E MUDANÇA DE ESCALA

As leis físicas estabelecem relações matemáticas entre as grandezas físicas que se mostram associadas a um dado fenômeno. A chamada análise dimensional permite verificar que toda a Física é descrita com base em sete grandezas físicas fundamentais, e uma vez estabelecida a equação dimensional que descreve um fenômeno, é possível buscar a semelhança mecânica necessária quando se pensa em uma mudança de escala.

OBJETIVOS

- Escrever a equação dimensional de uma grandeza física
- Aplicar o Princípio da Homogeneidade e o Teorema de Bridgman na previsão de fórmulas
- Buscar a semelhança mecânica por meio da teoria dos modelos, a fim de planejar uma mudança de escala entre um modelo e um protótipo de tamanho real, planejado

GRANDEZAS FÍSICAS

Em física, é comum encontrar a expressão "A *grandeza física* velocidade, por exemplo, ...". São exemplos de *grandezas físicas*: espaço, área, volume, massa, tempo, velocidade, aceleração, força, energia, potência, temperatura, corrente elétrica, intensidade luminosa, tensão elétrica e muitas e muitas outras. Mas por que são chamadas de grandezas físicas?

O termo grandeza está associado a uma quantidade de algo e que, portanto, se pode medir. Além disso, elas permitem avaliar a construção do conhecimento humano, uma vez que, em algum momento, um grupo de pessoas em comum acordo convencionou e definiu o que é espaço, o que é tempo, entre tantos outros. Certamente tinham necessidade de se comunicar entre si e com outras pessoas de outras comunidades a fim de adquirir ou trocar produtos e construir objetos, habitações, etc.

Desse modo, tendo-se o conceito de espaço e o conceito de tempo, é possível associar a uma determinada distância percorrida em intervalos de tempo distintos o conceito de velocidade e uma nova grandeza física está estabelecida. A história da ciência e da tecnologia certamente percorreu um grandioso caminho ao longo do tempo.

O estabelecimento das relações matemáticas existentes entre as grandezas físicas que permitem compreender um dado fenômeno constitui uma lei física. Nas leis físicas, encontram-se o fundamento de todo o conhecimento que permitiu chegar à ciência e à tecnologia dos dias atuais.

Voltando ao importante aspecto de poder medir, é necessário saber o que significa medir. Isso fica claro quando se utiliza uma régua ou trena para medir, por exemplo, a altura de um objeto, que é feito comparando-a com uma referência ou um padrão, determinando quantas vezes a unidade de referência cabe na altura a ser medida. Nesse exemplo, realiza-se a medida direta ou comparação direta com o padrão. Em muitos casos, isso é impossível. Como medir com uma trena, por exemplo, a distância que separa a Terra da Lua? Para isso, recorre-se a medidas indiretas, que são realizadas a partir do estabelecimento de relações entre grandezas físicas passíveis de medição.

ANÁLISE DIMENSIONAL

Historicamente, durante muito tempo, foi comum utilizar padrões baseados nas medidas do corpo humano (medidas antropométricas) definidas de maneira arbitrária e de aplicação em comunidades locais. Um dos padrões utilizados foi o pé. Mas pé de quem? Do rei que tinha pés muito grandes? E quando foi sucedido pelo filho que tinha pés pequenos? Essa prática dificulta muito a comunicação global, principalmente quando se empregam os modelos matemáticos que constituem as leis físicas. As mais diversas culturas do mundo vieram melhorando as técnicas de medida e, durante o nascimento da ciência moderna, a partir de 1.600, os cientistas franceses tentaram desenvolver um sistema universal de medidas que pudesse ser compartilhado por todos os países e que estivesse ligado a características imutáveis da natureza.

Então, durante a Revolução Francesa, nos idos de 1790, foi criado o sistema métrico decimal por um comitê da Academia Francesa de Ciências. Em junho de 1799, foram introduzidos dois padrões de platina, representando o metro e o quilograma nos Archives de la République em Paris, que foram o núcleo do que é hoje o Sistema Internacional de Unidades (SI), estabelecido em 1960 na Conférence Générale dês Poids et Mesures.

Em maio de 1875, foi criado o Bureau International des Poids et Mesures (BIPM), que iniciou a construção de novos protótipos do metro e do quilograma que terminaram em 1889. Apesar de todo cuidado para manter as características desses protótipos, eles apresentaram ligeiras alterações com o tempo, o que levou os cientistas a tentarem vincular o padrão de comprimento e de tempo a um fenômeno natural. Dessa maneira, passaram a relacionar o metro com a velocidade da luz no vácuo e o segundo, com o período de transição entre dois níveis hiperfinos do estado fundamental do átomo de césio-133. Hoje, todas as unidades físicas básicas estão ligadas a características imutáveis da natureza, com exceção do quilograma, que é a unidade de massa representada pelo protótipo internacional, um cilindro de 39 mm de altura por 39 mm de diâmetro, com 90% de platina e 10% de irídio, manufaturada por Johnson Matthey em 1879. A ideia (por volta de 2018) é associar a constante de Planck, que é uma constante fundamental da natureza valendo $6,626068 \times 10^{-34}$ kg·m²·s⁻¹ à unidade básica de massa, o quilograma. As duas equações da física, entre as mais fundamentais, $E = h\nu$ e $E = mc^2$ fornecem $m = h\nu/c^2$.

Um evento bizarro está relatado no livro *A guerra do fim do mundo*, de Mario Vargas Llosa, sobre a epopeia de Canudos em 1897, em que os amotinados monarquistas não aceitavam, entre outros itens, o sistema métrico decimal. Isso porque eles eram monarquistas e preferiam as unidades de medidas inglesas. As palavras de ordem deles eram: abaixo a República! Abaixo o sistema métrico decimal!

Hoje emprega-se o SI baseado em sete grandezas físicas fundamentais, grandezas de base do SI, listadas na primeira coluna da Tabela 8.1, significando que toda lei física tem por base essas sete grandezas fundamentais. Há várias regras no uso do SI e uma delas é a de que o nome da unidade deve ser escrito com letra minúscula e o símbolo da unidade com letra maiúscula, quando deriva de nome próprio.

Tabela 8.1.Grandezas físicas fundamentais do Sistema Internacional de Unidades (SI), nome da unidade, símbolo da unidade e símbolo dimensional

Grandeza física fundamental	Nome da unidade	Símbolo da unidade	Símbolo dimensional
Comprimento	metro	m	L
Massa	quilograma	kg	M
Tempo, duração	segundo	s	T
Corrente elétrica	ampère	A	I
Intensidade luminosa	candela	cd	J
Temperatura termodinâmica	kelvin	K	θ
Quantidade de substância	mol	mol	N

EQUAÇÃO DIMENSIONAL

A equação dimensional de uma grandeza física, escrita entre colchetes, se relaciona com seus símbolos dimensionais. Na mecânica, todas as equações dimensionais são escritas em termos de massa, comprimento e tempo, usando os símbolos M, L e T. Uma característica interessante é a de que qualquer que seja a área A de uma figura geométrica, por exemplo, seja de um quadrado ou de um círculo, sua equação dimensional é sempre a mesma: $[A] = L^2$ e, no caso de energia de um corpo, seja ela cinética ou potencial gravitacional, sua equação dimensional é sempre $[E] = ML^2T^{-2}$.

Uma das primeiras obras científicas de Percy Williams Bridgman (Prêmio Nobel de Física em 1946) foi o *Dimensional analysis*, publicada em 1922. Um teorema importante de sua autoria diz: uma grandeza física, G, que é definida a partir de outras grandezas físicas A, B, C e D, pode ser expressa pelo produto de um coeficiente numérico, K, por essas grandezas elevadas a determinados expoentes x, y, w e z, que são números positivos, negativos, inteiros ou fracionários e são chamados expoentes dimensionais ou simplesmente dimensões das grandezas físicas relacionadas:

$$G = KA^xB^yC^wD^z \qquad (8.1)$$

Nesse caso, diz-se que a dimensão de G é dada por:

$$[G] = [A]^x [B]^y [C]^w [D]^z \qquad (8.2)$$

Observe que a constante numérica, K, é adimensional e, portanto, não afeta a dimensão da grandeza descrita pela aplicação do teorema de Bridgman.

EXEMPLO 8.1

A Equação 8.3 para o período T de oscilação de um pêndulo simples é função apenas de seu comprimento, ℓ, e da aceleração da gravidade local, g:

$$T(\ell, g) = 2\pi \sqrt{\frac{\ell}{g}} = 2\pi \ell^{1/2} g^{-1/2} \tag{8.3}$$

Aqui, a grandeza $G = T$, e a dimensão de T é dada por: $[T] = [\ell]^{1/2}[g]^{-1/2}$, isto é, o período T é função das grandezas físicas ℓ e g, $T = T(\ell, g)$ e a constante numérica é $K = 2\pi$. O expoente dimensional ou dimensão de ℓ é $x = 1/2$ e o de g é $y = -1/2$. A equação dimensional do período é $[T] = T$.

EXEMPLO 8.2

Determine a equação dimensional da grandeza energia cinética de um corpo com massa m e velocidade v dada pela Equação 8.4:

$$E_c = \frac{1}{2} m v^2 \tag{8.4}$$

Desmembrando a grandeza velocidade em termos de grandezas fundamentais e lembrando que as constantes numéricas são adimensionais, pode-se escrever:

$$[E_c] = [m][v]^2 = [massa][velocidade]^2 = [massa]\frac{[comprimento]^2}{[tempo]^2} \tag{8.5}$$

A equação dimensional da energia cinética fica estabelecida por:

$$[Ec] = M \frac{L^2}{T^2} = ML^2T^{-2} \tag{8.6}$$

Determine agora a equação dimensional da grandeza energia potencial gravitacional de um corpo com massa m e que está à altura h, com relação ao nível de referência, dada pela Equação 8.7:

(continua)

$$E_p = mgh \tag{8.7}$$

Pode-se escrever que:

$$[E_p] = [m][g][h] = [massa][aceleração][altura] = [massa]\,\frac{[velocidade]}{[tempo]}\,[comprimento]$$

$$[E_p] = [massa]\,\frac{[comprimento/tempo]}{[tempo]}\,[comprimento]$$

A equação dimensional da energia potencial gravitacional fica estabelecida por:

$$[E_p] = M\,\frac{L/T}{T}\,L = M\,\frac{L^2}{T^2} = ML^2T^{-2} \tag{8.8}$$

Como era de se esperar, as equações dimensionais da energia cinética e energia potencial gravitacional são iguais, pois ambas são energia, ou seja, qualquer forma de energia tem a mesma equação dimensional.

PRINCÍPIO DA HOMOGENEIDADE

Duas grandezas físicas são ditas homogêneas quando têm a mesma equação dimensional. No Exemplo 8.2, as equações dimensionais para as energias cinética e potencial são as mesmas, pois ambas se referem à grandeza física energia. Assim, qualquer forma de energia, ou mesmo o trabalho realizado por uma força, tem a mesma equação dimensional e, portanto, elas são grandezas físicas homogêneas.

A Tabela 8.2 lista várias grandezas físicas, seus símbolos e suas respectivas unidades no SI. Nela não foram consideradas grandezas que tenham em suas equações dimensionais as grandezas fundamentais corrente elétrica, I, e intensidade luminosa, J.

Tabela 8.2 Exemplos de importantes grandezas físicas, com símbolos normalmente utilizados para representá-las, suas respectivas unidades no SI e a dimensão das grandezas fundamentais na equação dimensional

Grandeza física	Símbolo	Unidade (SI)	Dimensão das grandezas fundamentais na equação dimensional da grandeza física				
			M	L	T	θ	N
Velocidade	v	m/s	0	1	-1	0	0
Aceleração	a	m/s^2	0	1	-2	0	0
Período	T	s	0	0	1	0	0
Frequência	f	Hz	0	0	-1	0	0
Velocidade angular	ω	rad/s	0	0	-1	0	0
Aceleração angular	α	rad/s^2	0	0	-2	0	0
Área	A	m^2	0	2	0	0	0
Volume	V	m^3	0	3	0	0	0
Massa específica	ρ	kg/m^3	1	-3	0	0	0
Força, peso, empuxo	F	N	1	1	-2	0	0
Pressão	p	Pa	1	-1	-2	0	0
Energia	E	J	1	2	-2	0	0
Potência	P	W	1	2	-3	0	0
Quantidade de movimento	q	kg·m/s	1	1	-1	0	0
Momento de inércia	I	kg·m^2	1	2	0	0	0
Momento de força	M	N·m	1	2	-2	0	0
Momento angular	L	kg·m^2/s	1	2	-1	0	0
Constante elástica	k	N/m	1	0	-2	0	0
Módulo de Young	Y	N/m^2	1	-1	-2	0	0
Constante de gravitação universal	G	N·m^2/kg^2	-1	3	-2	0	0
Constante universal dos gases	R	J/(mol·K)	1	2	-2	-1	-1
Constante de Planck	h	J·s	1	2	-1	0	0

PREVISÃO DE FÓRMULAS

A análise dimensional é uma ferramenta importante na previsão de fórmulas que descrevem as relações entre as grandezas físicas envolvidas na compreensão de um dado fenômeno. De início, é necessário saber de quais grandezas físicas depende a grandeza em estudo. Em seguida, aplica-se o teorema de Bridgman com expoentes dimensionais incógnitos. Por fim, utiliza-se a equação dimensional de cada grandeza envolvida e recorre-se ao princípio da homogeneidade para determinar os expoentes dimensionais de cada grandeza envolvida.

EXEMPLO 8.3

Uma mola helicoidal leve de constante elástica k tem em sua extremidade um sólido de massa m. Distende-se a mola verticalmente, afastando-a de uma distância A da posição de equilíbrio. Deduza a lei que descreve o período T das oscilações, sabendo-se que ele é função apenas de m e de k. A constante adimensional que aparece nessa lei pode ser determinada em atividade no laboratório e vale 2π.

Dependência funcional: $T = T(m,k)$

Pelo teorema de Bridgman: $T = K m^x k^y$, em que a constante numérica $K = 2\pi$ é dada.

Pelo princípio da homogeneidade: $[T] = [m]^x [k]^y$

Equações dimensionais: $[T] = T$, $[m] = M$, $[k] = MT^{-2}$ pela Tabela 8.2

Portanto, $T^1 = (M)^x (MT^{-2})^y$

Como não há M do lado esquerdo, escreve-se: $M^0 T^1 = M^{(x+y)} T^{-2y}$

Por meio do expoente da grandeza fundamental T, deve-se ter $1 = -2y$ ou $y = -1/2$, e do expoente da grandeza fundamental M, deve-se ter $x + y = 0$ ou $x = -y = 1/2$.

A expressão para o período fica: $T = 2\pi m^{1/2} k^{-1/2}$ ou $T = 2\pi \sqrt{\dfrac{m}{k}}$

EXEMPLO 8.4

Considere que a força de resistência F que o ar exerce sobre um objeto em movimento depende da área A da seção transversal do objeto, da sua velocidade v em relação ao ar e da massa específica ρ do ar. Deduza a lei que relaciona essas grandezas entre si. Deixe seu resultado com uma constante numérica K indefinida, mas lembre-se de que ela pode ser ajustada a partir de um experimento em que serão conhecidos os valores das demais grandezas.

(continua)

Dependência funcional: $F = F(A, v, \rho)$

Pelo teorema de Bridgman: $F = KA^x v^y \rho^z$, em que K é a constante numérica.

Pelo princípio da homogeneidade: $[F] = [A]^x [v]^y [\rho]^z$

Equações dimensionais: $[F] = MLT^{-2}$

$[A] = L^2$

$[v] = LT^{-1}$

$[\rho] = ML^{-3}$

Portanto: $M^1 L^1 T^{-2} = (L^2)^x (LT^{-1})^y (ML^{-3})^z$

$M^1 L^1 T^{-2} = M^z L^{(2x + y - 3z)} T^{-y}$

Por meio do expoente da grandeza fundamental T, deve-se ter -y = -2 ou y = 2; do expoente da grandeza fundamental M, deve-se ter z = 1 e do expoente da grandeza fundamental L, deve-se ter 2x + y - 3z = 1 ou 2x + 2 - 3 × 1 = 1 ou x = 1.

A expressão para a força de resistência fica:

$$F = KAv^2 \rho$$

com K a determinar a partir de experimentação.

EXERCÍCIO 8.1

Ao estudar a velocidade das ondas em uma praia, um pesquisador considera que ela depende das seguintes grandezas físicas: aceleração da gravidade g, profundidade da água h e massa específica da água ρ. Determine, a partir da análise dimensional, uma expressão para a velocidade dessas ondas em função das grandezas citadas. Chame a constante numérica de K.

EXERCÍCIO 8.2

Considere que a intensidade da força de atrito viscoso F, que atua sobre uma esfera de raio R, depende da velocidade v da esfera, de seu raio R e da viscosidade γ do fluido. A equação dimensional do coeficiente de viscosidade γ é dada por: $[\gamma] = ML^{-1}T^{-1}$. Determine, a partir da análise dimensional, uma expressão para a força de atrito viscoso em função das grandezas citadas. Chame a constante numérica de K.

184 | Desvendando a física do corpo humano: biomecânica

EXERCÍCIO 8.3

O seguinte trecho foi extraído do livro *Pensando a Física*, do Prof. Mário Schenberg: "Há na Física uma coisa muito misteriosa que é o chamado comprimento de Planck. É muito curioso saber que quando Planck descobriu a constante h, percebeu que podia formar um comprimento com a constante h, com a constante gravitacional, G, e com a velocidade da luz, c. Esse comprimento é extremamente pequeno, sendo da ordem de 10^{-33} cm. Hoje se compreende que esse comprimento deve ser importante para a compreensão da origem do universo. Esse número deve estar ligado ao que há de mais fundamental na Física".

Determine, a partir da análise dimensional, uma expressão para o comprimento de Planck em função das grandezas citadas. Utilize as equações dimensionais listadas na Tabela 8.2 para as grandezas h e G e chame a constante numérica de K.

EXEMPLO 8.5

Um pêndulo físico é um pêndulo real, ou seja, um corpo sólido oscilando ao redor de um eixo colocado em algum ponto desse corpo. Por exemplo, uma barra oscilando ao redor de um pino colocado próximo a uma de suas extremidades. A caminhada dos animais pode ser comparada à oscilação de um pêndulo físico, em que a perna seria aproximada por uma barra. Escreva uma equação para o período de oscilação T de um pêndulo físico, sabendo-se que esse período depende da raiz quadrada do momento de inércia I do corpo em oscilação, da massa do corpo m, da aceleração da gravidade local g e da distância d que separa o centro de gravidade do corpo em oscilação ao eixo de rotação estabelecido. A constante numérica K é igual a 2π.

Dependência funcional: $T = T(I, m, g, d)$
Pelo teorema de Bridgman: $T = KI^{1/2}m^x g^y d^z$
Pelo princípio da homogeneidade: $[T] = [I]^{1/2}[m]^x[g]^y[d]^z$
Equações dimensionais: $[T] = T$
$[I] = ML^2$
$[m] = M$
$[g] = LT^{-2}$
$[d] = L$
Portanto: $T = (ML^2)^{1/2}(M)^x(LT^{-2})^y(L)^z$

Observe que as grandezas fundamentais M e L não aparecem do lado esquerdo, portanto, foram introduzidas com expoentes dimensionais zero.

(continua)

$$M^0L^0T^1 = M^{(1/2 + x)}L^{(1 + y + z)}T^{-2y}$$

Por meio do expoente da grandeza fundamental T, deve-se ter $-2y = 1$ ou $y = -1/2$; do expoente de M, deve-se ter $1/2 + x = 0$ ou ainda $x = -1/2$, e do expoente de L, deve-se ter $1 + y + z = 0$. Substituindo o valor de y, tem-se: $1 - 1/2 + z = 0$ ou $z = -1/2$.

A expressão para o período de oscilação do pêndulo físico é:

$$T = 2\pi\ I^{1/2}m^{-1/2}g^{-1/2}d^{-1/2} \text{ ou } T = 2\pi\sqrt{\frac{I}{mgd}}$$

SEMELHANÇA FÍSICA E MUDANÇA DE ESCALA

Um paleontólogo analisa as dimensões de uma ossada fossilizada e consegue tirar conclusões importantes sobre o espécime em estudo. Uma medição da área da seção transversal do fêmur permite estimar o tamanho e o peso do animal. Certamente ele se baseia em seus conhecimentos de anatomia comparada e ao que se chama de mudança de escalas.

Na engenharia, quando se projeta um carro, um navio, um avião ou uma barragem, entre outros, é comum realizar ensaios mecânicos com modelos em escala reduzida em túneis de vento ou em laboratórios de hidrodinâmica, nos quais se medem as grandezas físicas de interesse. Feito isso, é necessário se proceder a uma mudança de escala para prever quais são os valores dessas mesmas grandezas em um protótipo de tamanho real. Em que se baseia essa mudança de escala?

Na indústria farmacêutica, existem rigorosos protocolos que devem ser seguidos para a aprovação do uso de um dado medicamento. Em alguma fase do estudo, podem ser utilizados animais. Em outra fase, há a necessidade de se determinar qual dose deve ser utilizada em um ser humano. Isso é mudança de escala. Que parâmetros considerar? A proporção entre as massas? A proporção entre os metabolismos?

A proporção direta é a relação matemática mais simples que existe entre duas grandezas físicas. Sabe-se que a massa m de uma substância é diretamente proporcional ao seu volume V, com massa específica $\rho = m/V$. Portanto, duplicando-se a massa dessa substância, o volume também duplicará, se for mantida a massa específica. No entanto, é preciso muito cuidado com as mudanças de escala quando a relação entre grandezas físicas não obedecerem à proporção direta.

Observe-se o caso da grandeza física área na Figura 8.1. A área A de um quadrado é igual a seu lado ℓ ao quadrado, isto é, $A = \ell^2$. Qualquer área depende do quadrado de suas dimensões lineares. O que acontecerá com a área do quadrado se a dimensão de seu lado for multiplicada por um fator 2?

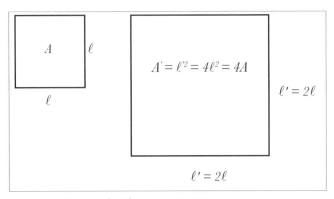

FIGURA 8.1 Quadrados de lado ℓ e 2ℓ e áreas **A** e 4A.

Ambos os quadrados, o de lado ℓ e o de lado 2ℓ, são semelhantes. Ocorre a chamada semelhança de forma ou semelhança geométrica. Já as propriedades físicas, área, no caso, não foi alterada pelo mesmo fator 2, e sim por um fator 4. Os volumes, por sua vez, dependem das dimensões lineares elevadas ao cubo. O cálculo dos volumes de um cubo de aresta ℓ e de outro de aresta 2ℓ leva também a uma semelhança de forma, mas nota-se um volume 8 vezes maior para o cubo de lado 2ℓ.

Em obras de ficção, é comum a presença de criaturas gigantes que são pensadas a partir das formas originais de seres "comuns" cujas dimensões são multiplicadas por um fator (p.ex., multiplicando todas as dimensões de uma criatura existente por 10). Por essa proporcionalidade, o autor pensa e garante a semelhança de forma entre as criaturas, mas como seria o desempenho dessa criatura "gigante"?

Considerando-se apenas o aspecto estrutural (ignorando as considerações fisiológicas), nota-se que tal "gigante" teria sua mobilidade comprometida e muita dificuldade em suportar seu próprio peso.

Sabe-se que a resistência a esforços de uma estrutura é proporcional à área de sua seção transversal, e que essa área, por sua vez, é proporcional ao quadrado de suas dimensões lineares. Assim, se as dimensões do gigante correspondem a todas as dimensões de um ser comum multiplicadas por 10, conclui-se que seus ossos suportariam esforços 100 vezes maiores (dimensões multiplicadas por 10, área multiplicada por 10^2). Isso parece bom, mas é preciso considerar que essa estrutura óssea suportaria o peso desse gigante e que esse peso depende da sua massa que, por sua vez, é proporcional ao seu volume. Ora, o volume é proporcional ao cubo das dimensões lineares e se todas as dimensões fossem multiplicadas por 10, o resultado seria um volume 1.000 vezes maior do que o da criatura que lhe deu origem e, portanto, o peso do gigante seria também 1.000 vezes maior.

Essa breve abordagem permite perceber que a semelhança de forma na mudança de escala (multiplicar tudo por 10 para manter a proporcionalidade ao original) não garante a semelhança mecânica (propriedades multiplicadas pelo mesmo fator). No caso desse gigante, pode-se concluir que haveria necessidade de mudança na forma para garantir sustentação e mobilidade (p.ex., aumentando mais a área da seção transversal dos ossos), rompendo com a semelhança geométrica. Aqui, a única alternativa para garantir a semelhança geométrica seria mudança de material estrutural, ou seja, de trocar os ossos por um material mais resistente.

Considere agora uma futura colônia humana na Lua com gerações nascendo por lá. A estrutura óssea e muscular humana seria superdimensionada para a aceleração da gravidade lunar. A aceleração da gravidade g na Lua é 1/6 da aceleração da gravidade aqui na Terra. Em um primeiro momento, esses colonos humanos deveriam ficar atentos às leis de Newton: princípio da inércia, lei da ação e da reação e princípio da fundamental da dinâmica. Depois, perda de massa muscular e mesmo de densidade óssea deveria ser a preocupação. E a pressão sanguínea? O coração humano evoluiu para bombear sangue sob as condições da Terra, mas como seria na Lua? Haveria uma superirrigação cerebral? Com que consequências? Embora não seja simples analisar tais consequências, como seriam afetadas as futuras gerações de selenitas?

Imagine agora uma colônia em um planeta hipotético, com aceleração da gravidade 3 vezes maior do que a da Terra. A massa de uma pessoa seria a mesma, mas seu peso seria 3 vezes maior. Haveria mobilidade? E o coração, desempenharia bem sua tarefa? Como ficariam eventuais futuras gerações nascidas por lá? Provavelmente teriam estatura menor, ossos mais densos ou grossos e seriam mais musculosos. Como no caso dos selenitas, provavelmente a adaptação levaria a mudanças de forma.

No livro *Perdido em Marte* (2011), seu autor, Andy Weir, relata a história de um astronauta, Mark Watney, engenheiro e botânico, que foi deixado em Marte, por julgarem que ele tivesse morrido. Esse livro foi transformado em filme com Matt Damon no papel principal. No filme, ele caminha normalmente como se estivesse na Terra, mas não poderia ser assim por causa da aceleração da gravidade de Marte, que é de 3,7 m/s², 2,6 vezes menor do que a da Terra

ESTABELECIMENTO DE FATOR DE ESCALAS

O tema agora será mudança de escala na mecânica. Foi Isaac Newton quem observou a necessidade de se buscar semelhança física na mudança de escala entre um modelo e um protótipo, e não semelhança geométrica ou de forma. Para isso, a análise dimensional e a previsão de fórmulas abordadas até aqui são fundamentais.

Protótipo é o objeto real, resultado de um projeto, cujas propriedades e desempenho mecânico devem ser conhecidos. É possível avaliar esse desempenho por meio de um modelo, normalmente em escala reduzida com relação ao protótipo, sobre o qual se realizam ensaios mecânicos mais econômicos. Pode-se estender a relação modelo-protótipo para situações em que se busca saber as consequências de alterações nos valores de grandezas físicas entre dois sistemas que apresentam semelhança mecânica.

Define-se fator de escala para uma grandeza, G, em estudo como a razão entre seu valor no modelo e seu valor no protótipo:

$$\lambda_g = \frac{G_m}{G_p}.$$

Como já foi dito, todas as grandezas mecânicas podem ser descritas a partir das grandezas fundamentais massa M, comprimento L e tempo T. Para elas, definem-se, então, os fatores de escala de massa λ_M, de comprimento λ_L e de tempo λ_T que correspondem às razões entre essas grandezas no modelo, m, e no protótipo, p:

$$\lambda_M = \frac{M_m}{M_p}, \; \lambda_L = \frac{L_m}{L_p} \; e \; \lambda_T = \frac{T_m}{T_p}$$

Para estender a outras áreas da Física, basta utilizar os fatores de escalas para as demais grandezas fundamentais. Ao se estabelecer uma lei física, relacionam-se grandezas derivadas e, a partir dessas leis, torna-se possível estabelecer fatores de escala para as grandezas derivadas e proceder à mudança de escala.

EXEMPLO 8.6

Verifica-se que o período T das oscilações de pequena amplitude de um pêndulo simples depende apenas do comprimento ℓ do cabo de suspensão e da aceleração de gravidade local, g. Um pêndulo oscila na Terra ($g = 9,79$ m/s²) com período igual a 2,00 s. Calcule o período de um pêndulo oscilando na Lua ($g = 1,66$ m/s²), cujo comprimento é 1/3 do comprimento do primeiro. Do Exemplo 8.1, o período T é:

$$T(\ell,g) = 2\pi \sqrt{\frac{\ell}{g}} = 2\pi \ell^{1/2} \, g^{-1/2}$$

Considere os dados na Terra como modelo e os dados na Lua como protótipo. A razão entre os períodos calculados na Terra (modelo) e calculados na Lua (protótipo) estabelece o fator de escala para o período em função dos fatores de escala das grandezas relacionadas.

(continua)

$$\frac{T_m}{T_p} = \left(\frac{\ell_m}{\ell_p}\right)^{-1/2} \left(\frac{g_m}{g_p}\right)^{1/2} \quad \text{ou} \quad \lambda_T = \lambda_\ell^{1/2} \lambda_g^{-1/2}$$

Note que a constante numérica foi cancelada. Os dados permitem escrever para o fator de escala de:

Comprimento: $\lambda_\ell = \left(\dfrac{\ell_m}{\ell_p}\right) = \left(\dfrac{\ell}{\ell/3}\right) = 3$

Aceleração da gravidade: $\lambda_g = \left(\dfrac{g_m}{g_p}\right) = \left(\dfrac{9,79}{1,66}\right) = 5,90$

Período: $\lambda_T = \left(\dfrac{T_m}{T_p}\right) = \dfrac{2,00}{T_p}$

Portanto: $\dfrac{2,00}{T_p} = \sqrt{\dfrac{3}{5,90}}$ ou $T_p = 2,81$ s

EXEMPLO 8.7

A caminhada dos animais pode ser aproximada pelo movimento oscilatório de um pêndulo físico, em que a perna é considerada uma barra com eixo de rotação em sua extremidade e vinculada à articulação do quadril. Pode-se utilizar a equação deduzida no Exemplo 8.5 para a oscilação de um pêndulo físico. Considerando que a perna tem um comprimento ℓ e massa m, o momento de inércia dessa perna (barra) com eixo em sua extremidade será $I = (m\ell^2)/3$. A distância do centro de gravidade da perna até o ponto de articulação, no quadril, será considerada $d = \ell/2$. Assim, o período de oscilação desse pêndulo físico será:

$$T = 2\pi\sqrt{\frac{I}{mgd}} = 2\pi\sqrt{\frac{(m\ell^2)/3}{mg\ell/2}} = 2\pi\sqrt{\frac{2\ell}{3g}}$$

Estabelecida essa relação, pode-se considerar que os animais bípedes possuem um ritmo natural de caminhada dada por esse período que corresponde ao tempo de uma passada (distância entre uma pegada e a pegada seguinte dada pelo mesmo pé). Determine:

(continua)

a) A velocidade de uma pessoa com perna de comprimento 0,90 m e que tenha uma passada de 1,7 m.
b) A velocidade que deveria ter um *Tyrannosaurus Rex* com passada de 4 m com perna 3,5 vezes mais comprida que o da pessoa do item a).

a) Para a pessoa, o período de oscilação será:

$$T = 2\pi \sqrt{\frac{2\ell}{3g}} = 2\pi \sqrt{\frac{2 \times 0,90}{3 \times 9,79}} = 1,55 \text{ s}$$

Como a passada é de 1,70 m, a velocidade v é dada por:

$$v = \frac{passada}{período} = \frac{1,7}{1,55} = 1,1 \text{ m/s} = 3,96 \text{ km/h}$$

b) Determinar a velocidade do *Tyrannosaurus Rex* por considerações de mudança de escala. As relações entre os fatores de escala são obtidas pela razão entre os períodos de oscilação para a pessoa (modelo) e para o *Tyrannosaurus Rex* (protótipo):

Fator de escala de comprimento: $\lambda_\ell = \dfrac{\ell_m}{\ell_p} = \dfrac{1}{3,5}$

Fator de escala de aceleração da gravidade: $\lambda_g = \dfrac{g_m}{g_p} = 1,0$

Fator de escala de período: $\lambda_T = \dfrac{T_m}{T_p} = \dfrac{1,55}{T_p}$

Sendo, $\lambda_T = \lambda_\ell^{1/2} \lambda_g^{-1/2}$, então $\dfrac{1,55}{T_p} = \left(\dfrac{1}{3,5}\right)^{1/2} 1,0^{-1,2} = \sqrt{\dfrac{1}{3,5}}$ ou $T_p = 2,90 \text{ s}$.

Portanto, a velocidade em ritmo normal do *Tyrannosaurus Rex* será dada por:

$$v = \frac{passada}{período} = \frac{4,0}{2,90} = 1,38 \text{ m/s} = 4,96 \text{ km/h}$$

Análise dimensional e mudança de escala | 191

EXEMPLO 8.8

Os animais de sangue quente devem consumir alimentos que, quando metabolizados, garantem energia para manter sua temperatura corpórea. Sabe-se que quanto maior a área exposta de um corpo, maior será sua perda de calor. Por isso, quanto maior a razão área/volume de um animal, mais calor ele perde e, portanto, maior deverá ser sua taxa metabólica.

Aproxime o formato de animais por esferas e determine as razões área/volume para dois animais, um com raio R e outro com raio $3R$ (Tabela 8.3).

Tabela 8.3

	Animal de raio R	Animal de raio $3R$
Área superficial	$4\pi R^2$	$4\pi(3R)^2 = 36\pi R^2$
Volume	$4\pi R^3/3$	$4\pi(3R)^3/3 = 36\pi R^3$
Área superficial/volume	$3/R$	$1/R$

Os animais menores têm maior relação área/volume e, portanto, perdem mais calor e precisam ter taxas metabólicas maiores. É o caso do musaranho, mamífero com cerca de 2,5 cm que, por ter metabolismo acelerado, com coração batendo cerca de 1.200 vezes por minuto, deve comer sem parar para que não morra de fome.

EXERCÍCIO 8.4

Os ossos das patas de um animal são 3 vezes mais fortes do que os ossos das patas de outro animal com o qual apresenta semelhança de forma. Considere que a resistência a esforços dos ossos seja proporcional à área da seção transversal dos ossos. Determine:

a) A razão entre as alturas desses animais.
b) A razão entre seus pesos. Lembre-se que o peso é proporcional ao volume do animal.

EXERCÍCIO 8.5

Um elefante com massa de $4,0 \times 10^3$ kg consome $3,4 \times 10^2$ vezes mais alimentos que uma cobaia de 0,70 kg, ambos animais de sangue quente e que apresentam semelhança de forma. Determine a razão entre as áreas de suas superfícies. Lembre-se que a massa é proporcional ao volume e que este é proporcional ao cubo das dimensões lineares.

192 | Desvendando a física do corpo humano: biomecânica

EXEMPLO 8.9

Um veículo com 6 m de comprimento e 10 kN de peso é feito com material de massa específica $2,7 \times 10^3$ kg/m³. Deseja-se construir um modelo com 1 m de comprimento e peso de 0,80 kN, feito com material de massa específica 800 kg/m³ para ser ensaiado em outro local. Calcule a velocidade v correspondente do veículo quando a do modelo for de 20 m/s.

Escreve-se v em função de ℓ, *Peso* e ρ e, em seguida, aplica-se a teoria dos modelos:

Dependência funcional: $v = v(\ell, Peso, \rho)$
Pelo teorema de Bridgman: $v = K\ell^x Peso^y \rho^z$
Pelo princípio da homogeneidade: $[v] = [\ell]^x [Peso]^y [\rho]^z$
Equações dimensionais: $[v] = LT^{-1}$
$[\ell] = L$
$[Peso] = MLT^{-2}$
$[\rho] = ML^{-3}$

Portanto: $M^0 L^1 T^{-1} = L^x (MLT^{-2})^y (ML^{-3})^z$
M: $0 = y + z$; L: $1 = x + y - 3z$; T: $-1 = -2y$; $y = 1/2$; $z = -1/2$; $x = -1$

o que dá:

$$v = K\ell^{-1} Peso^{1/2} \rho^{-1/2}$$

Sendo $\lambda_v = (\lambda_\ell)^{-1}(\lambda_{Peso})^{1/2}(\lambda\rho)^{-1/2}$, $\dfrac{20}{v} = \left(\dfrac{1}{6}\right)^{-1}\left(\dfrac{0,80}{10}\right)^{1/2}\left(\dfrac{0,800 \times 10^3}{2,70 \times 10^3}\right)^{-1/2}$

$v = 6,41$ m/s $= 23,08$ km/h

RESPOSTAS DOS EXERCÍCIOS

Exercício 8.1
$v = Kg^{1/2}h^{1/2}$

Exercício 8.2
$F = Kv^1 R^1 \gamma^1$

Exercício 8.3

$$\lambda = K h^{1/2} G^{1/2} c^{-3/2}$$

Exercício 8.4

a) $L_1 = 1,73 \, L_2$

b) $P_1 = 5,18 \, P_2$

Exercício 8.5

$massa_1/massa_2 = volume_1/volume_2 = 5.714 = (L_1/L_2)^3$

Portanto, $L_1/L_2 = 17,9$ e $área_1/área_2 = (L_1/L_2)^2 = 320$

Este valor está muito próximo da razão de alimentos, que é 340.

ATIVIDADES PRÁTICAS

Os conceitos físicos abordados neste livro podem ser explorados em atividades práticas, realizadas com materiais específicos em um laboratório didático ou com materiais alternativos em sala de aula. Aqui, a opção foi pelo uso de materiais alternativos.

OBJETIVOS

- Realizar pelo menos um experimento de cada tópico apresentado nos Capítulos de 1 a 7, para melhor entendimento e fixação dos conceitos

Antes de apresentar propostas de atividades práticas relacionadas aos capítulos deste livro, é necessário aprender como escrever corretamente o resultado de uma medida.

ALGARISMOS SIGNIFICATIVOS

Medir é a primeira dificuldade em uma atividade prática. Quando se mede uma grandeza empregando-se os mesmos métodos e instrumentos, em condições julgadas as mesmas, em geral, obtêm-se resultados discordantes. Tal fato é justificado pela afirmação de que as medidas são afetadas por erros de observação cometidos em razão do equipamento e do observador. Nessas circunstâncias, é preciso responder que número deverá ser adotado como medida da grandeza e qual o valor que melhor a representará.

Para iniciar a discussão, pergunta-se: como determinar o comprimento da peça a seguir com uma régua graduada em centímetros? Com quantos algarismos deve-se escrever o resultado? Quais são os algarismos significativos?

Faça a leitura correspondente ao comprimento do objeto representado na Figura 9.1.

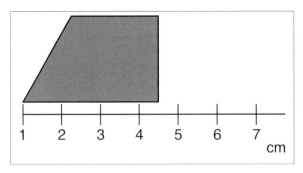

FIGURA 9.1 Medição do comprimento de um objeto utilizando-se uma régua cuja menor divisão é 1 cm.

Leituras possíveis: 4,4 cm; 4,5 cm; 4,6 cm
Leituras incorretas: 4 cm; 4,55 cm

Nessas leituras, há a certeza de que o primeiro algarismo é o número 4. Já o décimo de centímetro é dito duvidoso, pois não há divisões na escala que sirvam de referência e, portanto, dependem da avaliação do experimentador. Assim, as três primeiras leituras realizadas estão corretas desde que, ao lê-las, tenha-se ciência de que a última casa é duvidosa. A quarta leitura, sem nenhuma casa decimal, e a quinta, com duas casas decimais, estão ambas erradas, no primeiro caso por falta e no segundo, por excesso de algarismos. Isso permite estabelecer a maneira correta de se expressar o resultado de uma medida realizada. Portanto, ao efetuar uma medida, escrevem-se todos os algarismos significativos constituídos por algarismos certos e um único algarismo duvidoso.

Faça agora a mesma leitura com uma régua graduada em milímetros, como mostra a Figura 9.2.

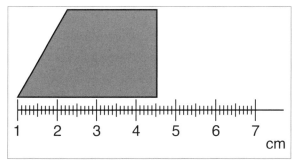

FIGURA 9.2 Medição do comprimento de um objeto utilizando-se uma régua cuja menor divisão é 1 mm.

Leituras possíveis: 4,51 cm; 4,53 cm; 4,58 cm
Leituras incorretas: 4,5 cm; 4,572 cm

Agora, tem-se certeza dos algarismos 4 e 5 e o centésimo de centímetro é um algarismo duvidoso que também deve ser escrito, pois é significativo. A quarta e a quinta leitura estão erradas, por falta de algarismo no primeiro caso e por excesso, no segundo caso. Se a peça tiver comprimento entre 4,0 e 4,1 cm, a medida deve ser escrita 4,00 ou 4,04 ou 4,08 cm, por exemplo, com todos os algarismos significativos. É importante usar equipamentos com grande precisão, porém mais importante ainda é escrever corretamente as leituras efetuadas, pois de nada vale um equipamento bom e caro se o experimentador não souber essas regras.

Vale lembrar que o algarismo zero só é significativo se estiver à direita de um algarismo significativo. Assim, zeros à esquerda não são significativos, mas zeros à direita são. Seguem exemplos:

- 3.600 → quatro algarismos significativos
- $3{,}6 \times 10^3$ → dois algarismos significativos
- $3{,}6000 \times 10^3$ → cinco algarismos significativos
- $3{,}612 \times 10^4$ → quatro algarismos significativos
- 0,036 → dois algarismos significativos

OPERAÇÕES COM ALGARISMOS SIGNIFICATIVOS

Adição

Quando dois ou mais números são somados ou subtraídos, as posições dos últimos algarismos significativos em cada número devem ser comparadas. O número de casas decimais do resultado é o mesmo do termo que tiver o menor número de casa decimais.

Exemplos:

- $1.230 - 2,33 = 1.227,67 = 1.228$ (quatro algarismos significativos)
- $1,000\textbf{0} + 0,023 - 0,1\textbf{2} = 0,903 = 0,9\textbf{0}$ (dois algarismos significativos)

Multiplicação, divisão, potenciação e radiciação

Quando dois ou mais números são submetidos a tais operações, o número de algarismos significativos resultante deve ser igual àquele do termo de menor número de algarismos significativos. Se várias operações são realizadas em sequência, é desejável manter todos os dígitos nos valores intermediários e arredondar somente o valor final.

Exemplos:

- $1,23 \times 4,32\textbf{1} = 5,31483 = 5,31$ (três algarismos significativos)
- $(1,2\textbf{0} \times 10^{-3} \times 0,1234 \times 10^{7})/5,31\textbf{0} = 278,87005 = 279$ (três algarismos significativos)
- $\sqrt{1,23 \times 4,321} = \sqrt{5,31483} = 2,30539 = 2,31$ (três algarismos significativos)

Logaritmos

Quando logaritmos são empregados, o resultado deve ser apresentado com o número de casas decimais (mantissa) igual ao número de algarismos significativos do dado utilizado.

- $\log(3,3\textbf{2} \times 10^{3}) = 3,52\textbf{1}$ (três algarismos significativos no logaritmando e três casas decimais no logaritmo).

- $\log(5\textbf{3}) = 1,7\textbf{2}$ (dois algarismos significativos no logaritmando e duas casas decimais no logaritmo).

CRITÉRIOS DE ARRENDONDAMENTO

Observa-se que há necessidade de se eliminar algarismos quando se escreve o resultado final. O último algarismo a ser escrito é, então, determinado tendo por base um critério de arredondamento. Quando o algarismo eliminado é maior que 5, o último algarismo é elevado em uma unidade (arredonda se para cima). Quando o algarismo eliminado é menor que 5, o último algarismo é mantido como está (arredonda-se para baixo). Quando o algarismo a ser eliminado é 5, o último algarismo é acrescido de uma unidade se ele vier a se tornar par; caso contrário, ele já é par e é mantido como está.

Exemplos com eliminação do último algarismo:

- $3,587 = 3,59$
- $0,344 = 0,34$
- $23,575 = 23,58$
- $12,165 = 12,16$

CAPÍTULO 1: FORÇAS

Objetivos
- Calibrar um dinamômetro de elástico.
- Medir o peso de objetos e as forças presentes nos arranjos montados.
- Estabelecer as condições de equilíbrio estático com relação à translação.

ATIVIDADE 1: CONSTRUÇÃO E CALIBRAÇÃO DE UM DINAMÔMETRO

Materiais necessários
- Elásticos de prender dinheiro.
- Clipes para papel.
- Objetos de massa conhecida.
- Régua de 30 cm ou trena.
- Transferidor.

Os objetos de massa conhecida podem corresponder a uma garrafa plástica de 1 ou 2 litros (L) com quantidades controladas de água. Lembre-se que a massa correspondente a um volume de 1,0 L de água é 1,0 kg* e, portanto, representa uma força peso de valor aproximado a 10 N.

Caso não seja possível determinar o volume de água em unidades conhecidas, trabalhe com unidades arbitrárias de massa, u.a.m., tomando o cuidado de se adotar um determinado volume de água como padrão, como o de um copo ou de uma latinha de bebida.

Um dinamômetro é um dispositivo elaborado para medir intensidade de força, palavra que vem do grego *dynamis*. Para isso, pode-se usar uma mola ou um elástico. No caso de uma mola, pode-se aplicar a Lei de Hooke, a qual estabelece que a variação no comprimento Δx sofrida pela mola é diretamente proporcional à intensidade da força F a ela aplicada, ou seja, dobrando a força, observa-se o dobro da alteração no comprimento da mola, e assim por diante. Essa proporcionalidade pode ser descrita pela seguinte relação:

---

* 1,0 L de água = 1.000 cm³. Considerando a densidade da água = 1,0 g/cm³, obtém-se que a massa da água = 1.000 g = 1,0 kg.

$$F = k\Delta x \tag{9.1}$$

Em que F é a intensidade da força (em newton) exercida sobre a mola, Δx é a variação observada no comprimento da mola (em metros) e k é a constante elástica da mola medida em N/m.

No caso do elástico, aqui utilizado, a variação no comprimento, Δx, sofrida por ele pode não ser diretamente proporcional à intensidade da força, F, aplicada, pois o perfil do elástico, isto é, a área de sua secção transversal, muda significativamente com o aumento da força. Dessa maneira, o procedimento indicado é construir uma curva de calibração que relacione F com Δx. Sempre que for utilizado um elástico como dinamômetro, devem-se medir a intensidade da força e o aumento no comprimento sofrido pelo elástico e, a partir do gráfico de F versus Δx, determinar a correspondente, intensidade de força aplicada.

Procedimento
Construção de um dinamômetro

1) Pegue um elástico de prender dinheiro e faça um corte para deixá-lo em tira.
2) Desmanche dois clipes de papel como na Figura 9.3, para transformá-los em ganchos.
3) Amarre um clipe a cada extremidade do elástico. Assim, está pronto o dinamômetro.

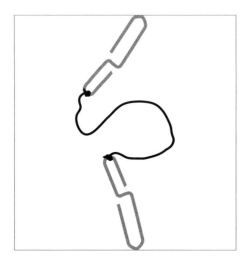

FIGURA 9.3 Dinamômetro construído com uma tira de elástico e clipes para papel em suas extremidades.

Calibração do dinamômetro

4) Pegue o dinamômetro de elástico construído e meça o comprimento x_0 do elástico esticado de ponta a ponta, em metros.
5) Faça um pequeno furo próximo à boca da garrafa plástica para poder prender um dos clipes do dinamômetro de elástico.
6) Coloque uma unidade de massa dentro da garrafa e meça o comprimento do elástico esticado x_1, em metros, como ilustra a Figura 9.4.
7) Determine o aumento no comprimento do elástico calculando a diferença $x_1 - x_0$.
8) Preencha a Tabela 9.1 com o valor da força F exercida sobre o elástico (em newton, N, ou em unidade arbitrária de força, u.a.f.) e a correspondente Δx (em metro, m) calculada.

Considere, com boa aproximação: 1 N a força peso que age sobre uma massa de 100 g, ou: 1 u.a.f. a força peso que atua em 1 u.a.m.

9) Repita os procedimentos 6, 7 e 8 submetendo sucessivamente o dinamômetro a duas, três, quatro e cinco unidades de massa.

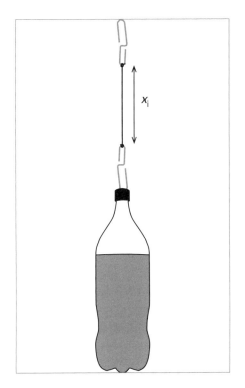

FIGURA 9.4 Garrafa plástica com água suportada pelo dinamômetro construído com uma tira de elástico.

Tabela 9.1 Força aplicada ao dinamômetro de elástico e a correspondente alteração no comprimento do elástico

F (N ou u.a.f.)	Δx (m)

10) Construa a curva de calibração do dinamômetro, ou seja, o gráfico da intensidade da força, F, aplicada em função da correspondente variação Δx observada.
11) Determine o peso e a massa de um objeto qualquer pendurando-o no lugar da garrafa, medindo Δx. A seguir, utilize a curva de calibração do dinamômetro.
12) $P =$ _____(N ou u.a.f.)$m =$ _____ (kg ou u.a.m.)
13) Construa e calibre um segundo dinamômetro com elástico.

ATIVIDADE 2: CONDIÇÕES DE EQUILÍBRIO ESTÁTICO COM RELAÇÃO À TRANSLAÇÃO

Será estabelecida uma situação de equilíbrio estático para um corpo suspenso submetido a três forças coplanares mostradas na Figura 9.5. Serão determinadas as intensidades dessas forças utilizando os dinamômetros construídos e calibrados na Atividade 1. A partir da decomposição dessas forças, será possível verificar se as condições de equilíbrio estático com relação à translação são satisfeitas.

Procedimento

1) Suspenda um objeto de massa desconhecida por meio de dois dinamômetros como ilustra a Figura 9.5A. Na figura, F_1 é a leitura do dinamômetro 1, e F_2 é a leitura do dinamômetro 2.

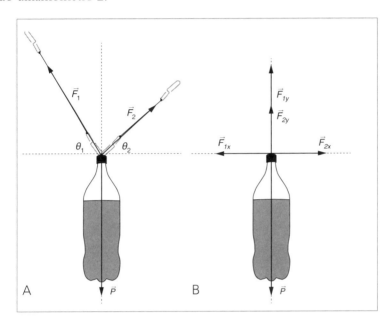

FIGURA 9.5 (A) Objeto de massa desconhecida em equilíbrio estático, suspenso por dois dinamômetros de elástico que fazem ângulos θ_1 e θ_2 com a horizontal. (B) Decomposição das forças envolvidas no equilíbrio estático estabelecido.

Leitura significa valor obtido de F com o uso da curva de calibração, após a medida de x_i, cálculo de Δx e rebatimento na curva.

2) Determine as leituras dos dinamômetros 1 e 2, bem como os valores dos ângulos θ_1 e θ_2 medidos com um transferidor.

$F_1 = $ _____ $\theta_1 = $ _____
$F_2 = $ _____ $\theta_2 = $ _____

3) Decomponha as forças F_1 e F_2 em suas componentes x e y, como mostra a Figura 9.5B.

$F_{1x} = F_1\cos\theta_1 =$ _____ $F_{1y} = F_1\text{sen}\theta_1 =$ _____
$F_{2x} = F_2\cos\theta_2 =$ _____ $F_{2y} = F_2\text{sen}\theta_2 =$ _____

4) Aplique as condições de equilíbrio com relação à translação e determine o peso do objeto suspenso.

$P =$ _____

5) Meça agora diretamente o peso do objeto suspenso usando somente um dos dinamômetros, como foi feito na Atividade 1, e compare-o com o obtido a partir da aplicação das condições de equilíbrio.

$P =$ _____

CAPÍTULO 2: TORQUES
Objetivos
- Conceituar momento de uma força.
- Estabelecer as condições de equilíbrio de um corpo rígido.
- Elaborar o princípio da alavanca.

ATIVIDADE 3: MOMENTO DE FORÇA OU TORQUE
Materiais necessários
- Barra ou ripa de madeira ou equivalente.
- Base triangular de apoio ou equivalente.
- Objetos com massa conhecida (p.ex.,30 bolinhas de gude com diâmetro com cerca de 1,2 cm).
- Suporte para massas (copo plástico ou recipiente equivalente).
- Régua de 30 cm ou trena.

Procedimento
Estabeleça o equilíbrio estático e realize as medidas de massas e distâncias para o arranjo experimental da Figura 9.6, nas seguintes situações:

- $M_1 = M_2 =$ quatro bolinhas de gude, por exemplo;
- $M_1 = 2M_2$;
- $M_1 = 3M_2$;
e preencha a Tabela 9.2.

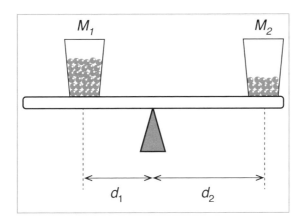

FIGURA 9.6 Arranjo experimental utilizado para estabelecer equilíbrio estático nas condições propostas nesta atividade. Deve-se utilizar uma barra regular e mantê-la apoiada, posicionando a base de apoio sob seu centro geométrico.

Tabela 9.2 Dados obtidos no arranjo experimental utilizado para estabelecer equilíbrio estático nas condições propostas nesta atividade. Se necessário, utilize u.a.f. em vez de N, newton, para unidade de força.

Situação 1					
F_1 (N)	d_1 (m)	F_2 (N)	d_2 (m)	$F_1 d_1$ (N·m)	$F_2 d_2$ (N·m)

Situação 2					
F_1 (N)	d_1 (m)	F_2 (N)	d_2 (m)	$F_1 d_1$ (N·m)	$F_2 d_2$ (N·m)

Situação 3					
F_1 (N)	d_1 (m)	F_2 (N)	d_2 (m)	$F_1 d_1$ (N·m)	$F_2 d_2$ (N·m)

Equilíbrio estático

A condição necessária e a suficiente para que haja equilíbrio estático de um corpo rígido foram discutidas no Capítulo 6, a saber, resumidamente:

1. $\vec{R} = \Sigma\vec{F} = 0$, na translação, e $M_T = \Sigma M_F = 0$, na rotação.
2. Verifique, matematicamente, se as condições para o equilíbrio com relação à rotação são observadas em cada situação. Para sua avaliação, considere o número correto de algarismos significativos em cada medida realizada.
3. Determine o peso da ripa de madeira, utilizando o dinamômetro de elástico construído na Atividade 1.
4. Aplique as condições de equilíbrio com relação à translação e determine a intensidade da força de apoio (exercida pela base triangular sobre a ripa de madeira) em cada situação.
5. Justifique o fato de não ter sido levado em consideração o peso da ripa na verificação das condições de equilíbrio com relação à rotação.

CAPÍTULO 3: CENTRO DE GRAVIDADE

Objetivos
- Determinar o centro de gravidade de um corpo.
- Investigar situações de equilíbrio.

ATIVIDADE 4: CENTRO DE GRAVIDADE

Materiais necessários
- Dois clipes grandes.
- Alicate de ponta.
- Fita adesiva.
- Duas moedas.

Procedimento

Construa uma estrutura equivalente à da Figura 9.7, utilizando o material sugerido. Você deve abrir um dos clipes utilizando o alicate e, depois, deixar o clipe em forma de V. Junte os dois clipes com fita adesiva como na ilustração. A seguir, fixe com fita adesiva uma moeda em cada extremidade do clipe em V, finalizando a estrutura. Agora, apoie-a na posição da ilustração, sobre um lápis ou haste, e verifique o equilíbrio. Pense no conceito de centro de gravidade e de torque da força peso sobre um corpo e justifique o equilíbrio observado.

Você pode utilizar outros materiais e elaborar maneiras diversas de investigar o centro de gravidade dessas formas e a importância do torque da força peso.

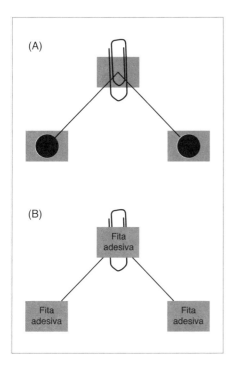

FIGURA 9.6 Estrutura elaborada para investigação do conceito de centro de gravidade de um objeto e correspondente torque da força peso. (A) Frente e (B) parte de trás da estrutura.

CAPÍTULO 4: ROTAÇÕES
Objetivos
- Investigar as grandezas físicas momento de inércia e momento angular.
- Analisar a conservação do momento angular na rotação.
- Relacionar a alteração na distribuição de massa de um sistema giratório com modificações em sua velocidade angular.

ATIVIDADE 5: MOMENTO DE INÉRCIA E MOMENTO ANGULAR
Materiais necessários
- Quatro clipes grandes que fazem o papel de massas a serem distribuídas.
- Elástico de prender dinheiro cortado para formar uma tira.
- Fita adesiva.
- Linha de costura.

- Tesoura.
- Alicates de corte e de ponta.
- Arame ou fio metálico rígido, encapado ou não, por exemplo, um clipe grande aberto.

Procedimento

1) Corte dois pedaços iguais de fio metálico com comprimento aproximado de 20 cm. O comprimento do elástico deve ser maior do que o comprimento do clipe grande.
2) Com esses fios metálicos, construa o arranjo da Figura 9.8.
3) Fixe a linha de costura, amarrando-a ao primeiro fio metálico de modo a manter suspenso o arranjo construído. A tira de elástico deve ser amarrada a cada fio metálico, estabelecendo a ligação entre eles. Tome cuidado com a posição da linha e do elástico para que a estrutura fique equilibrada quando estiver solta, e possa girar livremente sem esbarrar em nada.

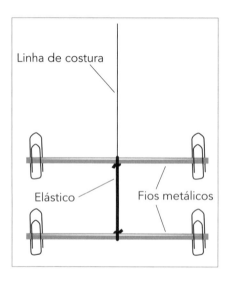

FIGURA 9.8 Estrutura elaborada para investigação do conceito de momento de inércia e momento angular.

4) Coloque um clipe grande na extremidade de cada fio metálico. Assegure-se que ambos os fios com os clipes tenham a mesma massa.
5) Gire um dos fios metálicos no sentido horário e outro no sentido anti-horário, torcendo o elástico.
6) Libere o conjunto e relate suas observações.
7) Passe os clipes das extremidades de um dos fios para posições próximas ao elástico. Mantenha o outro fio do jeito que está. Observe que as massas de cada fio continuam as mesmas. Repita os procedimentos 5 e 6.
8) Observam-se alterações nas velocidades de rotação? Justifique sua resposta.

9) Qual o motivo das rotações se darem em sentidos opostos? Observe que na hora da liberação o conjunto está parado.

Nota: você pode aprimorar o experimento aumentando o número de clipes distribuídos.

CAPÍTULO 5: MÁQUINAS SIMPLES
Objetivos
- Aplicar o princípio da alavanca e as condições de equilíbrio de um corpo rígido.
- Classificar as alavancas.
- Analisar dispositivos que permitem discutir vantagem mecânica.

ATIVIDADE 6: ALAVANCAS
Materiais necessários
- Ripa de madeira ou haste metálica.
- Dinamômetro de elástico.
- Régua ou trena.
- Fita adesiva.
- Massas aferidas.

Procedimento
Pegue uma ripa de madeira e fixe uma das extremidades à bancada de trabalho com fita adesiva de modo que se estabeleça aí um eixo de rotação. Utilize a fita adesiva para fazer duas alças de sustentação, uma na extremidade livre da barra e outra em uma posição qualquer entre o meio da barra e o eixo de rotação. Procure entender isso analisando a Figura 9.9, que mostra os procedimentos que se seguem. Se a massa da ripa de madeira for muito pequena, acrescente massa a ela, fixando-a com fita adesiva em seu centro de gravidade.

1) Aplique a força necessária para estabelecer o equilíbrio estático nas situações ilustradas na Figura 9.9. Para isso, utilize um dinamômetro de elástico e sua curva de calibração.
2) Para cada uma dessas situações:
   a) meça a força no dinamômetro e determine os braços das forças de ação e de resistência (peso da barra). Considere que a barra seja homogênea e que seu centro de gravidade está no meio dela;
   b) a partir das condições de equilíbrio estático, determine:
      - o valor do peso da barra;
      - o valor da força de apoio (reação normal) para as situações B e D;
      - o tipo de alavanca utilizada.

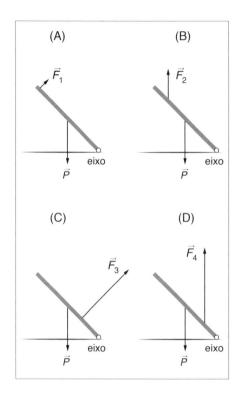

FIGURA 9.9 Representação da atividade proposta em que uma ripa é mantida em equilíbrio estático por meio do torque das forças **F** exercidas por um dinamômetro, em quatro situações distintas, (A), (B), (C) e (D). A força peso, **P**, está representada no centro de gravidade da barra. As posições das forças **F** correspondem às das alças feitas, na barra, com fita adesiva. Da mesma forma, os eixos de rotação representados correspondem ao ponto de fixação da ripa à bancada de trabalho, feito também com fita adesiva.

ATIVIDADE 7: PLANO INCLINADO
Materiais necessários
- Dinamômetro de elástico.
- Bloco de madeira ou objeto equivalente.
- Trena ou régua.
- Ripa de madeira com comprimento ao redor de 50 cm.
- Tijolo ou objeto equivalente.
- Fita adesiva.

Procedimento
1) Determine o peso do bloco disponível. Utilize o dinamômetro de elástico para realizar essa tarefa.
2) Utilize a ripa de madeira e o tijolo para construir um plano inclinado com ângulo de inclinação fixado pela altura do tijolo, como mostra a Figura 9.10.
3) Determine as dimensões A, d e h.

4) Fixe o dinamômetro de elástico ao bloco e suspenda-o pela rampa, deslocando-o continuamente, de maneira uniforme, a fim de mantê-lo com velocidade constante. Determine a força empregada para isso.
5) Calcule a razão entre o valor do peso do bloco e o valor da força empregada na rampa e determine a vantagem mecânica obtida.
6) Determine a vantagem mecânica teórica por meio da razão entre as dimensões d e h. Procure justificar a possível diferença.
7) Mude a altura h, trocando a base do tijolo, e repita os itens de 3 a 6.
8) Compare os resultados obtidos nos itens 6 e 7 e discuta.

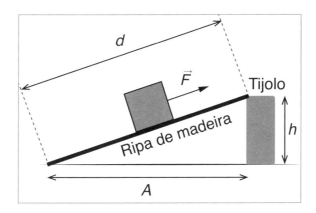

FIGURA 9.10 Ilustração do plano inclinado mencionado no procedimento.

CAPÍTULO 6: FORÇA MUSCULAR
Objetivos
- Caracterizar a associação de elásticos.
- Estabelecer a analogia entre a associação de elásticos e a configuração das fibras musculares.

ATIVIDADE 8: ASSOCIAÇÃO DE ELÁSTICOS
Materiais necessários
- Tiras de elástico de prender dinheiro.
- Clipes para papel.
- Régua ou trena.
- Massas conhecidas.
- Suporte para massas.

Associação de molas em série e em paralelo

Já foi mencionado que, em uma mola, a alteração observada no comprimento é proporcional à força aplicada. A constante de proporcionalidade é chamada constante elástica da mola, k. Existem duas maneiras de associar molas: em série ou em paralelo.

Na associação de N molas em série, uma na sequência da outra, a força sobre cada mola é a mesma, e observa-se a seguinte relação para a constante elástica resultante, k_S:

$$\frac{1}{k_S} = \frac{1}{k_1} + \frac{1}{k_2} + \dots + \frac{1}{k_N}$$

Observe que, se as molas forem idênticas tem-se:

$$k_1 = k_2 = \dots = k_N = k \text{ e portanto } k_S = \frac{k}{N}.$$

Na associação de N molas em paralelo, uma ao lado da outra, a variação no comprimento de cada mola é a mesma, e observa-se a seguinte relação para a constante elástica resultante, k_P :

$$k_p = k_1 + k_2 + \dots + k_N$$

Observe agora que, se as molas forem idênticas, $k_P = Nk$

Associação de elásticos

Neste experimento, serão utilizados elásticos. Estes não têm comportamento idêntico às molas, pois a relação entre a intensidade da força, F, aplicada e Δx não é constante, mas, de qualquer modo, apresentam dependência entre essas grandezas.

Como no caso das molas, é possível associar elásticos em série e em paralelo e quantificar a relação entre Δx e F aplicada para o conjunto.

Procedimento

1) Construa três dinamômetros idênticos àquele da Atividade 1 deste capítulo. Considere que as tiras elásticas de cada dinamômetro, por serem de mesmo tamanho, obedecem à mesma curva de calibração, que relaciona F e Δx, já determinada para aquele dinamômetro.

Associação em série

2) Associe esses três dinamômetros em série, como ilustra a Figura 9.11.
3) Meça o comprimento inicial da associação x_0 sem nenhuma força aplicada. Você pode fazer suas medidas de comprimento das associações de elástico considerando

a distância entre a extremidade do primeiro clipe e a extremidade do último clipe. Assim, o comprimento medido é o de seis clipes + três elásticos.
4) Submeta a associação em série de dinamômetros a uma força conhecida (pode ser uma garrafa de plástico com água) e determine o aumento no comprimento sofrido pelo conjunto. Registre seu resultado na Tabela 9.3. Como o clipe não sofre alteração no comprimento o que se mede agora é o comprimento de seis clipes + três elásticos alongados. Ao calcular Δx os comprimentos dos clipes se cancelam, restando somente a variação no comprimento dos elásticos.
5) Repita o procedimento anterior para outros valores de massa e construa uma curva de calibração para a associação.
6) Compare as curvas de calibração de um único dinamômetro com a da associação em série. O que você pode concluir?

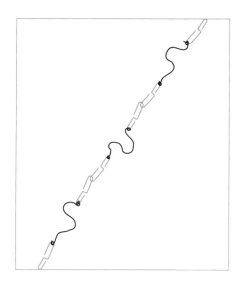

FIGURA 9.11 Ilustração da associação em série de três dinamômetros.

Tabela 9.3 Força aplicada à associação de dinamômetros de elástico em série e a correspondente variação no comprimento da associação

F (N ou u.a.f.)	Δx (m)

Associação em paralelo

1) Associe esses três dinamômetros em paralelo, como ilustra a Figura 9.12.
2) Meça o comprimento da associação inicial x_o sem nenhuma força aplicada.
3) Submeta a associação a uma força conhecida e determine o aumento no comprimento sofrido pelo conjunto. Registre seu resultado na Tabela 9.4.
4) Repita o procedimento anterior para outros valores de massa e construa uma curva de calibração para a associação.
5) Compare as curvas de calibração de um único dinamômetro com a da associação em paralelo. O que você pode concluir?
6) Procure estabelecer uma analogia entre esse tipo de associação e a maneira como se encontram dispostas as fibras musculares.

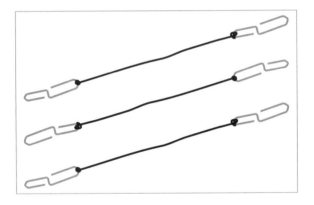

FIGURA 9.12 Ilustração da associação de dinamômetros de elástico em paralelo. Observe que os três ganchos de cada extremidade devem ser reunidos de modo a constituírem, juntos, um único gancho.

Tabela 9.4 Força aplicada à associação de dinamômetros de elástico em paralelo e o correspondente aumento no comprimento da associação

F (N ou u.a.f.)	Δx (m)

CAPÍTULO 7: OSSOS

Objetivos
- Ilustrar a relação entre tensão T aplicada em um material e deformação ε sofrida por ele.
- Ilustrar o limite de ruptura ou tensão de ruptura por tração de um material.

ATIVIDADE 9: RESISTÊNCIA DE UM ELÁSTICO

Materiais necessários
- Dinamômetro de elástico.
- Régua.
- Garrafa plástica com volume de 2 litros.
- Água.

PROCEDIMENTO

1) A área da seção transversal do elástico que constitui o dinamômetro diminui à medida que o elástico é submetido a esforços crescentes. No entanto, será aqui considerada constante, para fins de ilustração. Meça essa área em m^2, antes de aplicar qualquer força.

2) Faça um pequeno furo próximo à boca da garrafa para prender o clipe do dinamômetro de elástico, como ilustrado na Figura 9.4 da Atividade 1.

3) Submeta o dinamômetro de elástico ao peso de massas crescentes de água adicionadas à garrafa plástica até que o elástico se rompa. Registre os valores dos pesos e dos respectivos aumentos no comprimento do elástico até que o elástico se rompa. Para isso, controle o volume de água adicionada. Faça o gráfico da tensão T em função da deformação ε e compare com o gráfico da Figura 7.5. Lembre-se que tensão é dada por $T = F_{aplicada}/A = $ peso/área e a deformação dada por $\varepsilon = \Delta x/x_o$.

4) Determine o limite de ruptura por tração do elástico.

Bibliografia

BENEDEK, G. B. & VILLARS, F. M. H. *Physics with illustrative examples from medicine and biology.* v.1, Mechanics. EUA: Springer Sciences &Business Media, 2000.

BLACKWOOD, O. H.; HERRON, W. B. & KELLY, W. C. *Física na escola secundária.* Rio de Janeiro: INEP/MEC, 1962.

CALÇADA, C. S. & SAMPAIO, J. L. *Física clássica: dinâmica e estática.* São Paulo: Atual, 2000.

CAMERON, J. R. & SKOFRONICK, J. G. *Medical physics.* Nova York: Wiley, 1978.

CAMERON, J. R.; SKOFRONICK, J. G.; GRANT, R. M. *Physics of the body.* 2. ed. Madison: Medical Physics Publishing, 1999.

CREASE, R.P. A medida do mundo. *A busca por um sistema universal de pesos e medidas.* Rio de Janeiro: Zahar, 2013.

CROMER, A. H. *Physics for the life sciences.* 2. ed. Nova York: McGraw-Hill Co., 1977.

FULLER, H. Q.; FULLER, R. M. & FULLER, R. G. *Physics including human applications.* Nova York: Harper and Row, 1978.

FUNG, Y. C. *Biomechanics – mechanical properties of living tissues.* 2. ed. Berlin: Springer, 1993.

GRUPO DE REELABORAÇÃO DO ENSINO DE FÍSICA. *Física 1: mecânica/GREF.* São Paulo: Editora da Universidade de São Paulo, 1990.

GUYTON, A. C. & HALL, J.E. *Tratado de fisiologia médica.* 11. ed. Rio de Janeiro: Elsevier, 2006.

HADEMENOS, G. J. *Schaum's outline of physics for pre-med, biology, and allied health students.* Nova York: McGraw-Hill, 1998.

HALL, S. J. *Biomecânica básica.* 7.ed. Rio de Janeiro: Guanabara, 2016.

HALLIDAY, D. & RESNICK, R. *Fundamentos de física 1 – mecânica.* Rio de Janeiro: Livros Técnicos e Científicos, 1991.

HERMAN, I. P. *Physics of the Human body.* Nova York: Springer, 2015.

HEWITT, P. G. *Física Conceitual.* 11. ed., Porto Alegre: Bookman, 2011.

HOBBIE, R. K. & ROTH, B.J. *Intermediate physics for medicine and biology.* 5. ed. Nova York: Springer, 2015.

KOTTKE, F. J. & LEHMANN, J. F. *Tratado de medicina física e reabilitação.* v.2, 4. ed. São Paulo: Manole, 1994.

LASCALA, T. L. S. *Conteúdo programático da disciplina Física I disponibilizado on line no primeiro semestre de 2015.* São Paulo: FAAP. p. 1-16.

LUCAS, G. L.; COOKE, F. W. & FRIIS, E. A. *A primer of biomechanics.* Nova York: Springer, 1999.

MACHADO JR., E. F. *Introdução à engenharia – projeto REENGE.* São Carlos: EESC-USP, 1999.

MARION, J. B. *General physics with bioscience essays.* Nova York: Wiley, 1979.

MASSON, T.J. Física geral I: *análise dimensional e estática.* São Paulo: Páginas e Letras, 2002.

NIGG, B. M. & HERZOG, W. (eds.) *Biomechanics of the musculoskeletal system*. Nova York: Wiley, 1994.

OKUNO, E.; CHOW, C. & CALDAS, I. L. *Física para ciências biológicas e biomédicas*. São Paulo: Harbra, 1982.

OLIVEIRA, P. C. *Princípios da física 1*. Belo Horizonte: Lê, 1993.

ÖZKAYA, N., NORDIN, M., GOLDHEYDER, D., & LEGER, D. *Fundamentals of biomechanics – equilibrium, motion and deformation*. 3. ed. Nova York,: Springer, 2012.

RAMALHO, F.; FERRARO, N. G. e SOARES, P. A. T. *Os fundamentos da física*. v. 1, 9. ed. São Paulo: Moderna, 2008.

ROHEN, J.W.; YOHOCHI, C.; LÜTJEN-DRECOLL, E. *Anatomia humana – atlas fotográfico de anatomia sistêmica e regional*. 4. ed. São Paulo: Manole, 1998, p.187.

SERWAY, R. A. & JEWETT, J.W. *Physics for scientists & engineers with modern physics*. Cengage Learning; 9 edition (January 17, 2013).

SMITH, L. K.; WEISS, E. L. & LEHMKUHL, L. *Cinesiologia clínica de Brunnstrom*. Manole, São Paulo, 1997.

TIPLER, P.A. e MOSCA, D. *Física para cientistas e engenheiros*. v. 1, 6. ed. Rio de Janeiro: LTC, 2009

WOLF-HEIDEGGER, G. *Atlas de anatomia humana*. 6. ed. Rio de Janeiro: Guanabara Koogan, 2006.

ZATSIORSKY, V. M. & KRAEMER, W.J. *Ciência e prática do treinamento de força*. 2. ed. São Paulo: Phorte, 2008.

Índice remissivo

A

abdominais 44
aceleração 23, 84, 167
    da gravidade 24, 166
adição de vetores 18
alavanca 105, 106
ângulo lombossacral 164
articulação(ões) 106, 111, 134
atmosfera 33
atrito 112

B

bíceps 111
binário 46, 130
braço
    da ação 107
    da força 40, 58, 74
        peso 58
    da resistência, 107
    do binário 46

C

calcâneo 169
centro
    de gravidade 57, 98, 130, 136
    de massa 70
    geométrico 73
cifose dorsal 164
coeficiente de atrito
    cinético 29
    estático 29
colágeno 150
coluna vertebral 28, 139
combinação de polias 120
compressão 16, 134, 151
    articular 16
condições de equilíbrio 105
    estático 130
conservação do momento angular total 100
coordenadas retangulares 17
corpo humano 94, 111

D

deformação 151
desaceleração 168
disco(s) intervertebral(is) 139, 145, 162

E

eixo de rotação 40, 58, 62, 94
elasticidade 162
energia cinética 87
equilíbrio 61, 130
    dinâmico 22
    estático 22, 126
    estável 75
    instável. 75
    neutro ou indiferente 76
    rotacional 52, 130
equipamentos fisioterápicos 106
esqueleto 150
estabilidade 57, 61, 74

F

fase elástica 154
fêmur humano 159
fisioterapia 158
força(s) 16, 106, 157
    abdutora 136
    de ação 107, 113
    de atrito 29
        cinético 29
        estático 29
    de campo 16
    de contato 16, 28, 136, 145
    de reação 24, 26, 40
    de resistência 107, 113
    elétricas 16, 151
    gravitacionais 16, 23
    magnéticas 16, 24
    máxima 25
    muscular 25, 54, 113, 145
    normal 26, 136
    peso 23, 24, 58, 61, 136
    resultante 18, 84
    tangencial 156
frequência 86

H

hidroxiapatita 150

I

impulso 167
    angular 97, 100
inércia 84
    rotacional 98
ioga 44, 61

J

joule 106
junções ósseas 30
juntas 112

L

ligamentos 111
limite
    de ruptura 154, 159
    elástico 154
    plástico 154
linha de ação 58
    da força 17, 115
líquido sinovial 30
lordose
    cervical 164
    lombar 164

M

máquinas simples 105
massa
    do corpo 84
    específica da água 34

método
  algébrico 20
  das componentes 20
módulo(s)
  de cisalhamento 153
  de elasticidade 153
  de Young 153
momento
  angular 83, 96, 98
  de força 40, 106
  de inércia 83, 92
  do binário 46
movimento(s)
  de rotação 84
  retilíneo e uniforme 22
  uniformemente acelerado 166
músculo(s) 106, 111
  bíceps 54
  eretores da coluna 139

O

osso(s) 106, 111
  compacto 163
  mineral 150
  trabeculares 163
osteoporose 139, 150

P

pascal 152
peso resultante 58
plano inclinado 105, 126
plástica 154
polia(s) 105, 118
  fixas 118
polígono funicular 49
ponto de apoio 58
postura(s)
  de lótus 61
  incorretas 139

pressão 16, 33
  atmosférica 33
  sanguínea 33
primeira lei de Newton 22, 84
propriedades elásticas 151

Q

queda livre 166

R

rádio 54
raio de giração 88
região lombar 139
regra
  do paralelogramo 19, 49
  do polígono 18, 49
resistência 152
  à compressão 157
  à ruptura 163
  à tração 157
  dos ossos 151
roldana 106, 118
rotação 40, 130

S

saltos ornamentais 94
segunda lei de Newton 23, 84, 167
sistemas de polias 118, 123

T

talha exponencial 120
tensão(ões) 16, 152
  de cisalhamento 165
  de compressão 152, 165
  de torção 157
  de tração 152
teorema
  de Pitágoras 17
  dos eixos parelelos 92

terceira lei de Newton 23

tíbia 157

torção 157

torque 40, 58, 61, 62, 107, 130, 157

   resultante 46

trabalho 106

tração 16, 123, 134, 151

   articular 16

   resultante 125

translação 58, 79, 84, 130

U

ulna 54

úmero 54

unidade de pressão 152

V

vantagem mecânica 110, 126

velocidade

   angular 87

   linear 87

vértebra(s) 28, 162

   sacral 74

vetores força 17